全国卫生职业教育实验实训"十三五"规划教材

供口腔医学、口腔医学技术、口腔护理专业使用

口腔修复学

主编 樊 洪

北京科学技术出版社

图书在版编目（CIP）数据

口腔修复学 / 樊洪主编 . —北京：北京科学技术出版社，2017.8

全国卫生职业教育实验实训"十三五"规划教材：供口腔医学、口腔医学技术、口腔护理专业使用

ISBN 978-7-5304-8962-8

Ⅰ .①口… Ⅱ .①樊… Ⅲ .①口腔矫形学—高等职业教育—教材 Ⅳ .① R783

中国版本图书馆 CIP 数据核字（2017）第 062116 号

口腔修复学

主　　编：樊　洪
责任编辑：张青山
责任校对：贾　荣
责任印制：李　茗
封面设计：异一设计
版式设计：天露霖文化
出 版 人：曾庆宇
出版发行：北京科学技术出版社
社　　址：北京西直门南大街16号
邮政编码：100035
电话传真：0086-10-66135495（总编室）
　　　　　0086-10-66113227（发行部）　0086-10-66161952（发行部传真）
电子信箱：bjkj@bjkjpress.com
网　　址：www.bkydw.cn
经　　销：新华书店
印　　刷：三河市国新印装有限公司
开　　本：787mm×1092mm　1/16
字　　数：200千字
印　　张：8.75
版　　次：2017年8月第1版
印　　次：2017年8月第1次印刷
ISBN 978-7-5304-8962-8/ R・2277

定　　价：68.00 元

教材评审委员会

张宗伟（枣庄职业学院）

张海峰（扎兰屯职业学院）

陈华生（漳州卫生职业学院）

郎庆玲（黑龙江省林业卫生学校）

屈玉明（山西职工医学院）

胡景团（河南护理职业学院）

郭积燕（北京卫生职业学院）

戴艳梅（天津市口腔医院）

秘书长

马菲菲（天津医学高等专科学校）

林　欣（天津市口腔医院）

副秘书长

郭怡熠（天津市口腔医院）

委　员（以姓氏笔画为序）

马玉宏（黑龙江护理高等专科学校）

毛　静（枣庄科技职业学院）

方会英（枣庄职业学院）

刘巧玲（黑龙江省林业卫生学校）

苏光伟（安阳职业技术学院）

李　涛（石家庄医学高等专科学校）

张　华（扎兰屯职业学院）

胡雪芬（大兴安岭职业学院）

顾长明（唐山职业技术学院）

高巧虹（漳州卫生职业学院）

高秋香（山西职工医学院）

黄呈森（承德护理职业学院）

曹聪云（邢台医学高等专科学校）

梁　萍（北京卫生职业学院）

葛秋云（河南护理职业学院）

董泽飞（邢台医学高等专科学校）

熊均平（河南漯河医学高等专科学校）

视频审定专家（以姓氏笔画为序）

王　琳（北京大学口腔医院）

王　霄（北京大学第三医院）

王伟健（北京大学口腔医院）

牛光良（北京中西医结合医院）

冯小东（北京同仁医院）

冯向辉（北京大学口腔医院）

冯培明（北京中医药大学附属中西医结合医院）

成鹏飞（中国中医科学院眼科医院）

刘　刚（北京中医药大学附属中西医结合医院）

刘建彰（北京大学口腔医院）

刘静明（北京同仁医院）

李靖桓（首都医科大学附属北京口腔医院）

杨海鸥（北京同仁医院）

张　楠（首都医科大学附属北京口腔医院）

陈志远（北京同仁医院）

郑树国（北京大学口腔医院）

胡菁颖（北京大学口腔医院）

祝　欣（北京大学口腔医院第二门诊部）

姚　娜（北京大学口腔医院第二门诊部）

熊伯刚（北京中医药大学附属中西医结合医院）

编 者 名 单

主　编　樊　洪

副主编　毛　静　刘晶莹　高巧虹

　　　　韩香英　程　丽

编　者（以姓氏笔画为序）

　　　　王元杰（唐山职业技术学院）

　　　　王永生（天津市口腔医院）

　　　　毛　静（枣庄科技职业学院）

　　　　史作慧（天津市口腔医院）

　　　　朱燕萍（天津市口腔医院）

　　　　刘　更（天津市口腔医院）

　　　　刘丽娜（天津市口腔医院）

　　　　刘晓明（天津市口腔医院）

　　　　刘晶莹（天津市口腔医院）

　　　　杜　斌（天津市口腔医院）

　　　　邱艳霞（天津市口腔医院）

　　　　杨　敏（天津市口腔医院）

　　　　冷　鑫（天津市口腔医院）

　　　　陈春霞（天津市口腔医院）

　　　　高巧虹（漳州卫生职业学院）

　　　　韩香英（石家庄医学高等专科学校）

　　　　程　丽（枣庄职业学院）

　　　　谢光远（天津市口腔医院）

　　　　廖晓玲（天津市口腔医院）

　　　　樊　洪（天津市口腔医院）

前　言

　　"口腔修复学"是一门理论性及实践性均很强的学科，实训教学是理论与实践相结合的重要环节。目的是使学生在学习本专业的过程中，通过实训课程的学习验证理论，强化实践教学的重要性；规范操作手法，突出临床标准化操作，使各项操作的理论与实践有机结合，加强学生实践能力的同步培养，达到全面地掌握"口腔修复学"基本操作技术的培养目标；是进一步强化高等职业教育口腔医学专业学生的职业技能培养，使专业教学更好地适应当前高职教育发展的需要。

　　本教材为"全国卫生职业教育实验实训'十三五'规划教材（供口腔医学、口腔医学技术、口腔护理专业使用）"系列教材之一，内容紧扣职业教育国家规划教材《口腔修复学》教学大纲，明确了专业岗位知识、技能和素质目标。全书包括实训项目15项，配套实训教学视频9项，系统介绍了牙体、牙列缺损及牙列缺失后常见修复方法及基本操作。在此基础上，增加了口腔修复专业相关的一些新技术，如全瓷冠、全瓷贴面修复技术等，目的是使学生在理论学习、实训操作、生产实习和毕业后均能参考。

　　教材编写过程中，得到了各编写单位的大力支持，特此致谢！同时，向各位编者在书稿撰写和视频拍摄过程中的辛苦付出表示由衷的感谢！

　　为提高教材质量，恳请各位同行和读者提出批评和指导意见，以利我们改进，特此感谢！

樊　洪

2017 年 2 月

目 录

实训一

藻酸盐印模制取技术

扫描二维码，观看操作视频

记忆链接

> 　　印模是口腔的阴型记录，由印模翻制出的模型，是制作修复体的基础和依据。印模必须包括与修复有关的所有组织的范围，印模与模型质量的好坏是制作优良修复体的首要前提。藻酸盐印模材料是目前临床上最常用的印模材料，常用于可摘局部义齿、全口义齿和非工作侧印模的制取。
>
> 　　**1. 藻酸盐印模材料的组成**　褐藻酸是从褐色海藻中提取的黏胶质。其主要成分是β-D-甘露糖醛的线型聚合体，经酸处理后，再分别与氢氧化钠、氢氧化钾、三乙胺中和制得藻酸盐，包括藻酸钠、藻酸钾、藻酸铵、藻酸胺等。藻酸盐溶于水后形成浓稠胶体，加入适当充填材料和调节剂成为弹性印模材料。
>
> 　　**2. 藻酸盐印模材料的特点**　藻酸盐印模材料是一种弹性不可逆的印模材料，其优点是操作简便，富有弹性，从倒凹中取出时不易变形。但其缺点是印模形态稳定性和准确性较差，只能维持较短时间，如果暴露于空气中时间过长，会快速失去水分而导致收缩，如果浸泡在水中，会过多吸收水分发生膨胀而使印模变形。因此，印模从口中取出后，应及时灌注。

技术操作

一、目的

（1）掌握藻酸盐印模材料的性能及操作要求。

（2）掌握托盘的选择和运用。

（3）掌握藻酸盐印模制取技术的操作步骤及要求。

二、操作规程

准备

> （1）器材准备：一次性口腔检查器械、一次性手套、上下颌成品钢托盘或铝托盘、藻酸盐印模材料、橡皮碗、调拌刀、清水和量杯。
>
> （2）医嘱：制取印模前应与患者进行必要的交流，告知患者取印模的操作过程及可能出现的不适，指导患者在印模制取过程中放松，保持身体和头部位置稳定，指导患者练习在制取印模时所需做的印模边缘整塑动作

| 操作方法 | 调整体位 | 制取印模前调整患者的体位和头位，取上颌印模时，医师位于患者右后方，患者的上颌与医师的肘部相平或者稍高，张口时上颌牙弓的𬌗平面与地平面平行。取下颌印模时，医师位于患者右前方，患者的下颌与医师的上臂中份大致相平，张口时下颌牙弓的𬌗平面与地平面平行 |

| | 托盘的选择 | 制取印模前按照患者牙弓的大小、形状，缺牙区牙槽嵴的高度，缺牙的数目和部位，印模材料的不同来选择托盘。托盘与牙弓内外侧应有3~4mm 间隙，以容纳印模材料，其翼缘应距黏膜皱襞约2mm，不妨碍唇、颊和舌的活动。上颌托盘的远中边缘应盖过上颌结节和颤动线，下颌托盘后缘应盖过磨牙后垫区 |

> 考点提示：
> 印模制取时对托盘的选择有何要求

| | 印模制取 | （1）制取上颌印模时，用左手持口镜牵拉患者左侧口角，在倒凹区、较高的颊间隙处、上颌结节区、高穹隆者的硬腭上放适量的印模材料，吹干牙面，涂抹少量印模材料在牙列𬌗面。右手持托盘，以旋转方式从左侧口角斜行旋转放入口内，托盘后部先就位，前部后就位，可使过多的印模材料由前部排出，托盘柄与面中线对准。印模材料未硬固前，在保持托盘固定不动的条件下牵拉唇颊向前、下内完成肌功能修整，肌功能修整完毕，保持托盘静置不动数分钟。
（2）制取下颌印模时，用左手持口镜牵拉患者右侧口角，吹干牙面，涂抹少量印模材料在牙列𬌗面。托盘以旋转方式从右侧口角斜行旋转放入口内，托盘后部先就位，前部后就位，牵拉唇颊向前、上内完成肌功能修整，让患者抬舌和伸舌，完成口底边缘整塑 |

> 注意事项：
> 嘱患者在完成口底边缘整塑时切勿过分用力抬高舌尖甚至伸出口外

| | 取出印模 | 印模材料凝固后取出托盘。先将印模后部与组织分离，解除负压，再沿牙长轴方向取出印模。如遇托盘吸附紧密，难以取下，可用气枪吹少许空气入托盘边缘，托盘即易取下。印模自患者口腔取出后，立即用冷水冲洗，除去表面的唾液和血液，并用气枪吹干 |

| | 检查印模质量 | 印模取出后应对照口内对印模进行检查，检查印模是否完整、清晰；修复覆盖区域是否取全，边缘伸展是否适度；牙列及周围组织表面形态及边缘是否有气泡、脱模、变形及缺损现象 |

| 操作后处理 | 印模制取完成后清理患者口腔及面部残留印模材料 |

三、注意事项

（1）托盘就位后，用手指固定直至印模材料完全凝固。

（2）印模材料应适量，过少印模不完整，过多会妨碍皱襞区的活动，使软组织变形与移位。

（3）托盘柄对准面部中线，托盘金属露出印模面，则该处有压迫现象，游离端更易发生。

（4）掌握好取出印模的时间，熟悉印模材料的凝结过程与时间，印模取出时应避免使用暴力，避免托盘磕碰对颌牙或损伤软组织。

（5）某些特殊解剖标志处，如倒凹区、颊间隙处、上颌结节区、高穹隆等处，先放置少量印模材料。

（6）印模制取过程中应充分体现爱伤意识，尽量消除患者紧张情绪，动作轻柔，体位正确，避免过多印模材料刺激患者咽部导致患者恶心，避免托盘压迫、损伤口腔组织，保证患者舒适和印模质量。

相关拓展

1. 合格印模的要求

（1）印模完整、无缺损变形、无气泡。

（2）在修复设计范围内组织面印迹清晰、精确，唇、颊、舌系带及边缘应圆滑、完整、清楚。

（3）牙列𬌗面及牙冠解剖形态印迹清楚、完整，无缺损、无气泡或者变形拉长。

（4）印模与托盘无脱开现象。

2. **托盘间隙对藻酸盐印模材料取模精度的影响** 通过比较用不同间隙大小的托盘取模并灌制的石膏模型的三维尺寸变化，证实托盘间隙的大小对藻酸盐印模材取模精度有影响。结果表明，用间隙为 4mm 的托盘取模制取的石膏模型的三维线性变化符合临床精度要求，可为临床实践提供实验依据。

测试题

一、单选题

1. 制取一次印模常用（　　）

A. 印模膏

B. 熟石膏

C. 藻酸盐印模材料

D. 琼脂印模材料

E. 基托蜡

正确答案：C

答案解析：记忆题。

2. 藻酸盐印模材料属于以下哪种类型的印模材料（　　）

A. 弹性不可逆

B. 热凝固类

C. 弹性可逆

D. 非弹性可逆

E. 非弹性不可逆

正确答案：A

答案解析：记忆题。

3. 关于藻酸盐印模材料性能不正确的是（　　）

A. 良好的生物安全性

B. 适当的流动性

C. 良好的尺寸稳定性

D. 凝固时间 5 分钟以上

E. 与模型材料不发生化学反应

正确答案：D

答案解析：藻酸盐印模材料凝固时间不超过 5 分钟。

二、名词解释

1. 印模　印模是用印模材料制取口腔有关软硬组织的印模的操作过程。

2. 肌功能修整　肌功能修整是在取印模过程中，印模材料尚未硬固前，模仿周围软组织的正常生理活动，对印模进行整塑，使印模既能伸展到黏膜皱襞，又不致延伸过长而妨碍肌功能活动。

三、简答题

藻酸盐印模制取时对托盘的选择有何要求？

答：制取印模前按照患者牙弓的大小、形状，缺牙区牙槽嵴的高度，缺牙的数目和部位，印模材料的不同来选择托盘。托盘与牙弓内外侧应有 3~4mm 间隙，以容纳印模材料，其翼缘应距黏膜皱襞约 2mm，不妨碍唇、颊和舌的活动。上颌托盘的远中边缘应盖过上颌结节和颤动线，下颌托盘后缘应盖过磨牙后垫区。

参考文献

[1] 程静涛，郭天文.托盘间隙对藻酸盐印模材取模精度的影响.临床口腔医学杂志，1997，13（2）：109-111.

实训二

硅橡胶印模制取技术

扫描二维码，观看操作视频

病例导入

患者，女性，22岁，前牙外伤折断，牙髓暴露疼痛明显，影响美观，于牙体牙髓科进行了根管治疗，桩道预备后粘结石英纤维桩，准备制作全瓷冠。如何为患者制作一个高精度的印模呢？

记忆链接

1.印模与印模技术　口腔印模是指牙齿以及邻近口腔组织有关组织的阴模，反映了与修复有关的口腔软硬组织的情况。印模技术是通过使用印模材料和印模托盘，来制取口腔有关组织的阴模的操作技术。包括可摘修复印模技术和固定修复印模技术。精细准确的印模制取是固定修复成功的关键步骤之一。对于固定修复而言，印模技术的基本要求是把预备牙或基牙的牙体、龈沟以及与修复相关的组织，如龈缘、邻牙、对颌牙、缺牙区牙槽嵴等结构反映清楚。常见的印模材料有以下几种：藻酸盐类印模材料、琼脂类印模材料、硅橡胶类印模材料和聚醚橡胶。

2.硅橡胶类印模材料　硅橡胶类印模材料分为缩合型硅橡胶和加成型硅橡胶，目前以加成型硅橡胶最为常用。硅橡胶属于高分子人工合成橡胶，是弹性不可逆印模材料。它具有弹性好、流动性好、精度高、化学稳定性和尺寸稳定性好、变形小等优点。可于取模后1周内灌注模型，还可以多次灌注模型，是目前较理想的一类印模材料。临床上常用的硅橡胶印模材料包括：机器混合型和手动混合型。硅橡胶制取印模的方法有一步法和两步法。

技术操作

一、目的
掌握硅橡胶印模的制取方法和步骤。

二、操作规程

评估 ——— 患者全身情况：体健，否认全身系统性疾病，否认药物过敏史。
临床检查：上颌中切牙纤维桩粘固后，牙体成预备体状。
影像学检查：根尖片示上颌中切牙已行完善根充，根尖周无暗影

准备 ——— 器材准备：一次性口腔检查器械、一次性手套、防护镜、硅橡胶印模材料、不锈钢托盘、硅橡胶修整刀

操作方法

操作前准备
（1）牙位核对：确认治疗牙位。
（2）选择合适的托盘：托盘边缘距离牙列 3 ~ 4mm。
（3）与患者沟通，告知患者取印模时要放松，可能会出现恶心等症状，及其他注意事项

一步法

选择托盘：托盘大小形态应与牙弓相一致，覆盖范围包括与修复有关的所有组织。托盘略大于牙弓，托盘内面与组织间有 3 ~ 4mm 间隙以容纳印模材料。托盘边缘止于距黏膜皱襞 2mm 处，且不能妨碍系带、唇、舌及口底软组织的功能活动

患牙已完成牙体预备和排龈，检查预备体周围牙龈无红肿出血，预备体肩台边缘清晰可见。检查口内有无过大的组织倒凹，必要时可用棉球或蜡填邻间隙倒凹

（1）护士将混合头、口内注射头安装到自动混合枪上，放于治疗台上备用。
（2）护士将托盘置于自动调和机的机混头口，按照先注入非工作侧，后注入工作侧的原则，慢慢旋转托盘，均匀注入托盘内，将搅拌头浸没在托盘内的材料中推着前进，不要悬空以防产生气泡。
（3）开启定时器。
（4）医师取出排龈线，吹干牙齿及周围牙龈、龈沟。医师用自动混和枪将轻体印模材料注射到预备体龈沟、牙体及相邻处。同时在整个牙列𬌗面打少量轻体。为了避免产生气泡，可将注射头浸没在轻体中。
（5）护士把盛有硅橡胶重体的托盘传递给医师，医师用左手持口镜或以手指牵拉患者一侧口角，右手将装有印模材料的托盘轻轻旋转式放入患者口内。托盘柄对准唇系带。将托盘缓慢压入就位，注意一次性就位后保持稳定，不要再移动托盘，等待托盘内硅橡胶完全凝固后，将托盘取出。

	一步法	（6）取印模期间，嘱咐患者放松颊部组织，防止大张口时颊部肌肉对托盘产生压力造成托盘移位。口内注射时间应小于 90 秒。固化时间 3 分钟
操作方法	二步法	制取初印模	（1）试托盘、牙体预备、排龈。护士将托盘置于自动调和机的机混头口，按照先注入非工作侧后注入工作侧的原则，慢慢旋转托盘，均匀注入托盘内，将搅拌头浸没在托盘内的材料中推着前进，不要悬空以防产生气泡。开启定时器，计时 3 分钟。 （2）医师用左手持口镜或以手指牵拉患者一侧口角，右手将装有印模材料的托盘轻轻旋转式放入患者口内。托盘柄对准唇系带。将托盘缓慢压入就位，注意一次性就位后保持稳定，不要再移动托盘。嘱患者放松颊部组织，防止大张口时颊部肌肉对托盘产生压力造成托盘移位。 （3）计时结束，硅橡胶完全凝固后，垂直牙列将托盘从患者口内取出，避免过于倾斜脱位，引起过大弹性变形。避免托盘脱位时，托盘撞击对颌牙。冲洗检查初印模是否完整
		制取终印模	（1）使用硅橡胶印模修整刀进行初印模修整。去除影响托盘二次就位的倒凹，刮出排溢沟，去除多余的材料，为轻体预留少量空间。 （2）将初印模再次放入患者口内，检查有无明显的倒凹影响就位。 （3）护士将硅橡胶轻体用轻体自动混合枪（无口内注射头）注入初印模托盘中，布满全牙列。 （4）医师取出排龈线，吹干牙齿及周围牙龈、龈沟。将口内注射头装在混合头前端，将轻体印模材料注射到预备体龈沟、牙体及相邻处。为了避免产生气泡，可将注射头浸没在轻体中。 （5）将托盘再次放入口内，以轻微压力使托盘就位，手扶住托盘，此时无须再对托盘施加压力，等待托盘内硅橡胶完全凝固后，将托盘取出。口内注射时间应小于 90 秒。固化时间 3 分钟。为确保两种材料的可靠结合，终印模和初印模取得的间隔时间不要超过 30 分钟
		取出终印模	待印模材料凝固后取出托盘：先将印模后部与组织分离，解除负压。如遇托盘吸附紧密，难以取下，可用气枪吹少许空气入托盘边缘后再取出。最后冲洗除去印模表面的唾液和血液，并用气枪吹干

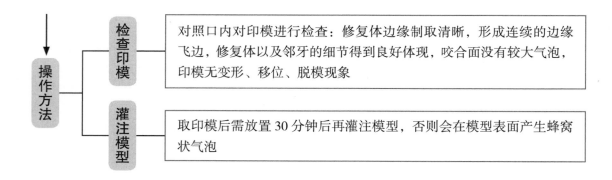

操作方法

检查印模	对照口内对印模进行检查：修复体边缘制取清晰，形成连续的边缘飞边，修复体以及邻牙的细节得到良好体现，咬合面没有较大气泡，印模无变形、移位、脱模现象
灌注模型	取印模后需放置30分钟后再灌注模型，否则会在模型表面产生蜂窝状气泡

三、注意事项

（1）托盘就位后，用手指固定直至印模材料完全凝固，用定时器计时。

（2）印模材料应适量：印模材料过少，则印模不完整，印模材料不能紧贴牙面，导致印模不精确；印模材料过多，进入骨倒凹过深，印模取出困难。

（3）托盘柄对准面部中线，托盘大小合适。

（4）印模取出时应避免使用暴力，避免托盘磕碰对颌牙或损伤软组织。牙周炎患者必要时填倒凹。

（5）手混型硅橡胶操作时不可戴乳胶手套，乳胶手套会影响硅橡胶印模材料的聚合。

（6）有些硅橡胶材料聚合后表面释放氢气，取印模后需放置30分钟后再灌注模型，否则会在模型表面产生蜂窝状气泡。

相关拓展

　　随着计算机辅助设计和计算机辅助制作技术在口腔医学领域的广泛应用，口腔数字印模技术会逐渐成为口腔修复学的重要印模制取手段之一。目前，口腔数字印模产品不断涌现。数字印模技术具有精度高、舒适性好、效率高的优点，是传统印模技术所不具备的。虽然数字印模技术还不是很完美，但已形成全球化的发展趋势，随着数字印模设备的不断更新换代，数字印模在不远的将来应用前景广阔。

测试题

一、单选题

1. 固定修复需要的临床较理想的印模材料是（　　）

A. 印模膏

B. 硅橡胶印模材料

C. 藻酸盐印模材料

D. 琼脂印模材料

E. 基托蜡

正确答案：B

答案解析： 硅橡胶印模材料具有弹性好、流动性好、精度高、化学稳定性和尺寸稳定性好、变形小等优点，是目前较理想的一类印模材料。

2. 硅橡胶印模材料属于以下哪种类型的印模材料（　　）

A. 弹性不可逆

B. 热凝固类

C. 弹性可逆

D. 非弹性可逆

E. 非弹性不可逆

正确答案：A

答案解析： 记忆题。

3. 关于硅橡胶材料性能及使用说法不正确的是（　　）

A. 良好的生物安全性

B. 适当的流动性

C. 良好的尺寸稳定性

D. 印模细节再现能力差

E. 与模型材料不发生化学反应

正确答案：D

答案解析： 硅橡胶轻体印模细节再现良好，才能制取出精确的印模。

二、判断题

1. 硅橡胶印模因为弹性好，强度高，可以连续不间断灌注多副石膏模型。

正确答案：错

答案解析：硅橡胶印模材料弹性形变后恢复需要大约30分钟时间，连续灌注的石膏模型中间需要间隔30分钟。

2. 硅橡胶印模材料轻体流动性好、精细度高，可以大量使用；重体精细度低，可以少用。

正确答案：错

答案解析：一副良好的印模需要依赖硅橡胶轻体良好的流动性、良好的细节再现能力，也依赖于硅橡胶重体提供足够的强度，而不至于变形，二者缺一不可。

三、简答题

硅橡胶印模材料与聚醚橡胶有哪些异同？

答：聚醚橡胶印模材料的优点是亲水性好、表面细节再现能力强、空间准确性好、弹性回复率高，但其储存稳定性欠佳、断裂强度略低、硬度大、不易脱模、固化时间约5分钟，且味道欠佳。硅橡胶印模材料早期产品的亲水性欠佳，但改良后产品亲水性好、表面细节再现能力好、空间准确性、储存稳定性很好、弹性回弹性更高、断裂强度中等、硬度适中、较易脱模，而且固化时间更短，约3分钟，无不良味道。

实训三

石膏模型灌注技术

扫描二维码，观看操作视频

病例导入

对已制取的固定义齿及可摘局部义齿印模进行石膏模型灌注，应如何进行？

记忆链接

石膏模型灌注技术是将调拌好的模型材料灌注到制取的口腔印模中，待模型材料凝固，对其进行脱模，最终获得与口腔内情况一致的阳模的一种口腔常用基本操作技术。

对石膏模型的要求如下。

（1）模型要能准确反映口腔组织解剖的精细结构，即要求尺寸稳定，精确度高，模型清晰，无表面缺陷，如气泡、石膏瘤等。

（2）模型要有一定的形状和厚度以保证修复体的制作。①模型的最薄厚度应在10mm以上；②模型的基底面要磨改成与假想殆平面相平行；③模型的后面及各侧面要与基底面垂直；④模型的边缘宽度以3～5mm为宜。

（3）模型表面光滑，易脱模；表面硬度高，能经受修复体制作时的磨损。

技术操作

一、目的

（1）掌握石膏模型材料的性能。

（2）掌握石膏模型灌注的操作要求。

二、操作规程

评估	对已制取的印模进行检查，确保印模能清晰、准确反映口腔组织解剖的精细结构，对于不完整、不清晰，严重影响修复体制作的印模，应重新制取。合格的印模要符合以下标准。 （1）印模必须清晰、完整、平滑。 （2）与修复体有关的基牙清楚，边缘清晰。 （3）印模和托盘的任何接触区均无脱模现象，特别是托盘中间无脱模。 （4）印模内如有需修改的义齿等附件，一定要完全复位。 （5）印模内的唾液、血液以及食物残渣等要冲洗干净
准备	器材准备：石膏、清水、电子秤、量筒、振荡器、真空搅拌机、橡皮碗、石膏调刀、牙科探针、底座成型器、石膏模型修整机、玻璃板、扁头毛笔

操作方法	操作前准备	印模的消毒。 （1）浸泡消毒：最常用的印模消毒方法。常用的浸泡消毒液主要有2%戊二醛、10% 次氯酸钠、2% 碘伏等。浸泡时间一般在 10 分钟左右。 （2）喷雾消毒：印模从患者口中取出后立即在流水下冲洗 10 秒左右，然后将其表面均匀喷涂上消毒剂，再用流水冲洗，再喷雾，之后用喷有消毒剂的湿巾包裹密闭一段时间，取出后再用流水冲洗，除去残余的消毒剂和水分。目前应用最多的是 10% 次氯酸钠、2% 碘伏喷雾
	量取石膏及水	严格按厂家提供参数准备合适的水、石膏粉。 （1）用量筒量取水。 （2）用电子秤称量石膏粉
	调拌石膏模型材料	1. 手工调拌 （1）按照先水后粉的顺序在调拌碗内加入量取好的水和石膏粉。 （2）待石膏粉完全被水浸湿后，用调拌刀进行快速均匀的调拌，调拌时间 1 分钟左右。 （3）调拌完毕后，将石膏碗放在振荡器上，排除气泡，准备灌注模型。 2. 真空调拌机调拌 （1）按照先水后粉的步骤在搅拌杯里加入量取好的水和石膏粉。 （2）经调拌刀初步调拌后，用真空调拌机调拌 30~60 秒。 （3）取下真空管，准备灌注模型

> 注意事项：
> 调拌过程中，橡皮碗内壁常黏附较干的模型材料，可用调拌刀紧贴橡皮碗内壁环刮一周，将较干的模型材料刮到橡皮碗中间，使之调拌均匀

操作方法

灌注模型

（1）选择印模的高而开阔处，放入少量调拌均匀的石膏，从高处流向四周，将印模置于振荡器上或手持托盘柄，轻轻敲击进行振动，边振动边灌注，直至石膏灌满整个印模为止。

（2）不断添加石膏直至牙列颈缘至底座的厚度为 1 ～ 1.5cm，同时注意模型远中部分石膏量足够，并刮去多余石膏。对于细长而倾斜的孤立牙，灌注时应插入小竹签或金属钉类物品，以加强石膏牙强度，防止石膏牙脱模时折断

> 注意事项：
> 切忌一开始就将大量石膏直接倾注在印模低凹处，否则将使空气无法排出而形成气泡

形成底座

（1）自由制座法：模型灌注 30 分钟后，调拌相同材质的石膏堆于玻璃板上，将带有硬固模型的托盘倒扣在玻璃板的石膏堆上，轻轻加压使托盘底与玻璃板平行。用手握住托盘柄，使其保持不动，用调拌刀将石膏糊从各面压到印模上。

（2）底座成型器法：模型灌注 30 分钟后，调拌相同材质的石膏置于底座成型器上，将带有硬固模型的托盘倒扣在成型器上，轻轻加压使托盘底与底座平行。注意牙列弧度与底座匹配

脱模

（1）脱模时间：模型灌注后应在石膏终凝以后脱模。一般普通石膏应在石膏灌模后 1 小时，硬石膏和超硬石膏在灌模 6 小时后再分离模型最好，此时石膏模型强度接近最大值。

（2）脱模方法：脱模时先用石膏切刀修去托盘周围多余石膏，使托盘和印模边缘不被石膏包埋。弹性印模材料印模脱模时，一手持模型底座，一手持托盘，沿牙长轴方向，轻轻用力，使印模和模型分离；阻力较大时，可适当左右摆动，但幅度不可过大，切不可用暴力，以免石膏牙折断。遇有牙齿倾斜、缺失造成的间隙较多或有孤立牙等情况，脱模时可先去掉托盘，将弹性印模材料破成碎块，取出模型

模型的消毒

（1）浸泡／喷雾消毒：消毒剂喷雾或者 1 ∶ 10 的次氯酸钠或碘伏溶液浸泡。

（2）熏蒸消毒：消毒剂为甲醛和戊二醛。

（3）微波消毒。

（4）臭氧消毒。

（5）紫外线消毒

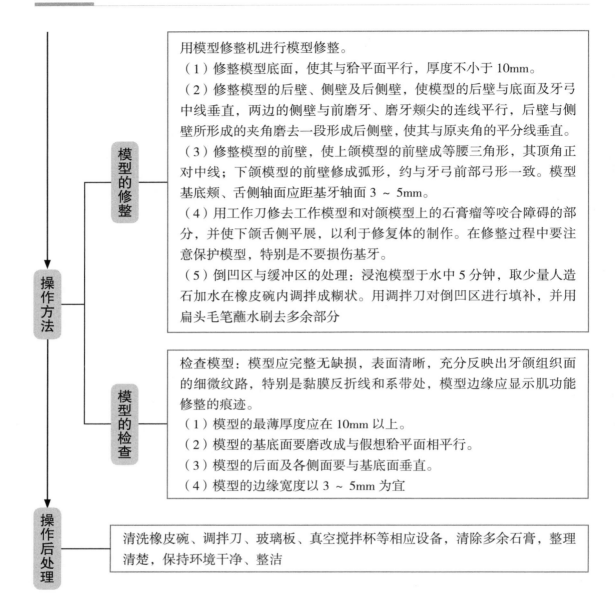

用模型修整机进行模型修整。

（1）修整模型底面，使其与𬌗平面平行，厚度不小于 10mm。

（2）修整模型的后壁、侧壁及后侧壁，使模型的后壁与底面及牙弓中线垂直，两边的侧壁与前磨牙、磨牙颊尖的连线平行，后壁与侧壁所形成的夹角磨去一段形成后侧壁，使其与原夹角的平分线垂直。

（3）修整模型的前壁，使上颌模型的前壁成等腰三角形，其顶角正对中线；下颌模型的前壁修成弧形，约与牙弓前部弓形一致。模型基底颊、舌侧轴面应距基牙轴面 3 ~ 5mm。

（4）用工作刀修去工作模型和对颌模型上的石膏瘤等咬合障碍的部分，并使下颌舌侧平展，以利于修复体的制作。在修整过程中要注意保护模型，特别是不要损伤基牙。

（5）倒凹区与缓冲区的处理：浸泡模型于水中 5 分钟，取少量人造石加水在橡皮碗内调拌成糊状。用调拌刀对倒凹区进行填补，并用扁头毛笔蘸水刷去多余部分

模型的修整

检查模型：模型应完整无缺损，表面清晰，充分反映出牙颌组织面的细微纹路，特别是黏膜反折线和系带处，模型边缘应显示肌功能修整的痕迹。

（1）模型的最薄厚度应在 10mm 以上。

（2）模型的基底面要磨改成与假想𬌗平面相平行。

（3）模型的后面及各侧面要与基底面垂直。

（4）模型的边缘宽度以 3 ~ 5mm 为宜

模型的检查

操作方法

清洗橡皮碗、调拌刀、玻璃板、真空搅拌杯等相应设备，清除多余石膏，整理清楚，保持环境干净、整洁

操作后处理

三、注意事项

1. 石膏模型材料调拌过程中的注意事项

（1）严格按照厂家提供的产品说明中水粉比例和调和时间进行操作。

（2）调拌时应按先水后粉的顺序，调拌时间严格按照材料的要求进行，不能在调拌过程中再加粉或水。

（3）调拌的方向要沿一个方向进行。

（4）操作中，要注意器械的清洁，并防止污染模型。

2. 石膏模型灌注的注意事项

（1）灌注时应沿一定方向一小份一小份地灌入，防止空气无法排出而形成气泡。

（2）模型的远中部分石膏一定要足够。

（3）灌注后模型放置时要在托盘下加一衬垫物，使模型远中离开台面，防止印模材料接触台面而变形。

相关拓展

　　分层分段灌注法　若印模形状较复杂，可分层分段地进行灌模。即在印模组织面尤其是基牙部分灌注超硬石膏，其他部分用普通石膏，以保证模型的强度，确保模型在取出时不被折断。如果采用分步灌模，应在超硬石膏未完全凝固前灌注普通石膏，以利于两种模型材料紧密接触而不出现分离。

测试题

一、单选题

1. 熟石膏、人造石和超硬石膏是临床常用的模型材料，其物理机械性能有较大的差异，下列哪一项成立（   ）

A. 强度：人造石＞超硬石膏

B. 密度：超硬石膏＞人造石

C. 硬度：人造石＞超硬石膏

D. 混水率：人造石＞熟石膏

E. 膨胀率：超硬石膏＞熟石膏

正确答案：B

答案解析： 超硬石膏又称超硬人造石，压缩强度可达到 50 ~ 110MPa，布氏硬度大于 17，流动性好，可得到形态精密的模型。比人造石纯度高，晶体不变形，表面积小，混水率比人造石更低，硬度和强度比人造石更大。

2. 使用水胶体弹性印模材料取印模后，强调要及时灌注，其目的是（   ）

A. 可使模型表面光洁

B. 有利于模型材料的注入

C. 减少模型的膨胀

D. 避免印模的体积收缩

E. 有利于脱模

正确答案：D

答案解析： 水胶体弹性印模材料放置时间过长会脱水变形。

3. 下面有关石膏性能的描述，错误的是（   ）

A. 水温越高，凝固速度越快

B. 粉多水少，石膏凝固快

C. 加速剂越多，凝固速度越快

D. 调拌时间越长，凝固速度越快

E. 调拌速度越快，凝固速度越快

正确答案：A

答案解析：石膏的凝固速度随温度的不同而变化。30℃以下，凝固速度随水温升高而加快；30 ~ 50℃，凝固速度随水温升高无明显变化；50 ~ 80℃，凝固速度随水温升高而变慢，80℃以上时，石膏几乎不凝固。

4. 在灌注模型时，先加水与硬质石膏调和，灌注印模的组织面；稍后调和熟石膏灌注其他部分。发现熟石膏凝固太慢，调和熟石膏时在水中加入了少量白色晶体，加入的白色晶体是（　　）

A. 硼酸钠

B. 硼砂

C. 枸橼酸钠

D. 醋酸钠

E. 氯化钠

正确答案：E

答案解析：使用某些化学试剂可以控制凝固时间和速度。加速剂有硫酸钾、氯化钠。缓凝剂有硼酸盐、枸橼酸盐。

二、简答题

简述模型的基本要求？

答：模型是制作口腔修复体的模板，要求准确地反映口腔组织解剖的精细结构，要求尺寸稳定，精确度高，模型清晰，无表面缺陷，如气泡、小瘤等。模型的表面要求光滑、易于脱模、硬度高，能够经受制作修复体时的磨损，不易破碎和破损。模型还需要具有一定的形状和厚度以保证修复体的制作。模型的最薄厚度应该在 10mm 以上；模型的基底面要磨成与假想猞平面相平行；模型的后面及各侧面要与基底面垂直；模型的边缘厚度以 3 ~ 5mm 为宜。

实训四

排龈技术

扫描二维码，观看操作视频

记忆链接

　　排龈技术是使用排龈材料使游离龈发生侧向和垂直向移位，从而使游离龈与牙面分离，暴露出龈下区域，创造出一个清洁、干燥、无渗出和无碎屑的操作区域，而且在去除排龈材料后，牙龈组织能够恢复原位，不会造成永久性牙龈萎缩或附着丧失的方法。

　　排龈方法分为机械性排龈法、机械化学联合排龈法、化学排龈法以及高频电刀排龈法。

　　1. 机械性排龈法　机械性排龈法使用单纯排龈线进行排龈，分为单线法和双线法。应用排龈线将牙龈沟排开至少 0.5mm。较浅的牙龈沟，可使用单线法，牙龈沟深度超过 3mm 建议采用双线法。双线法是用一条较细的 3-0 排龈线放置在牙龈沟底，上面再加上一条较粗的 2-0 排龈线，将牙龈排开。牙体预备完成取模前，只取出较粗的排龈线，而将较细的排龈线留在牙龈沟底部不取出。双线法的缺点是有时候较细的排龈线会沾到印模材料上，造成印模材料的撕裂或变形。

　　2. 机械化学联合排龈法　将排龈线与药物混合后用排龈器推压入牙龈沟即为机械化学联合排龈法。排龈液的成分中包括硫酸亚铁、氧化铝或肾上腺素等，有减少牙龈沟液分泌和止血的作用，但对于有心脏病、高血压患者慎用。此外，有专用的排龈线是经血管收缩药物浸渍后干燥而成的，当使用此排龈线排入牙龈沟后，其吸收牙龈沟液并析出药物，同时发挥药物和机械的联合排龈作用。

　　3. 化学排龈法　若有多颗牙齿需同时排龈和止血，可采用化学排龈法。该技术使用主要成分为硫酸铝钾的矽胶，其具有收敛和止血的作用。首先将单一剂量包装的油膏取出，放置在调拌纸上铺平，加入 8 滴催化剂液体，用手用力揉捏 30 ～ 45 秒，直到蓝色催化剂液体均匀分布到油膏里。将材料放入托盘里，然后放入患者口腔 2 ～ 2.5 分钟，待油膏硬化后取出。清洗干净，吹干。矽胶材料与技术只适用于排龈和止血，不可当作取模材料。

　　4. 高频电刀排龈法　高频电刀排龈法是利用极微细的高频电刀头去除部分沟内上皮，使游离龈与预备体边缘之间出现微小间隙而利于印模材料的进入。高频电刀排龈法适用于牙龈有慢性炎症、增生或者外伤牙断面位于牙龈下较深的患者。

目的是切除部分增生的炎性肉芽组织或者是覆盖的牙龈，使牙龈沟的深度恢复正常，使预备体或断面边缘暴露，同时电刀可电凝止血。待局部牙龈恢复正常后，联合使用排龈膏和机械性排龈法制取印模。

技术操作

一、目的

（1）掌握排龈技术的操作步骤。

（2）掌握排龈的常用方法。

二、操作规程

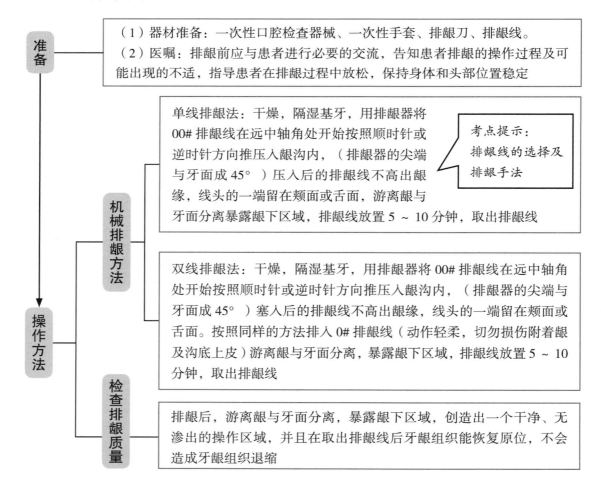

准备

（1）器材准备：一次性口腔检查器械、一次性手套、排龈刀、排龈线。

（2）医嘱：排龈前应与患者进行必要的交流，告知患者排龈的操作过程及可能出现的不适，指导患者在排龈过程中放松，保持身体和头部位置稳定

操作方法

机械排龈方法

单线排龈法：干燥，隔湿基牙，用排龈器将00#排龈线在远中轴角处开始按照顺时针或逆时针方向推压入龈沟内，（排龈器的尖端与牙面成45°）压入后的排龈线不高出龈缘，线头的一端留在颊面或舌面，游离龈与牙面分离暴露龈下区域，排龈线放置5～10分钟，取出排龈线

考点提示：排龈线的选择及排龈手法

双线排龈法：干燥，隔湿基牙，用排龈器将00#排龈线在远中轴角处开始按照顺时针或逆时针方向推压入龈沟内，（排龈器的尖端与牙面成45°）塞入后的排龈线不高出龈缘，线头的一端留在颊面或舌面。按照同样的方法排入0#排龈线（动作轻柔，切勿损伤附着龈及沟底上皮）游离龈与牙面分离，暴露龈下区域，排龈线放置5～10分钟，取出排龈线

检查排龈质量

排龈后，游离龈与牙面分离，暴露龈下区域，创造出一个干净、无渗出的操作区域，并且在取出排龈线后牙龈组织能恢复原位，不会造成牙龈组织退缩

三、注意事项

（1）选用直径合适的排龈线，过粗过细均不易成功。

（2）排龈时轻柔加力，切勿损伤牙龈沟底上皮及附着龈，避免对牙龈造成损害。

（3）要在湿润状态下去除排龈线，防止排龈线与牙龈发生粘连而损伤牙龈，这也是导致修复后牙龈退缩的一个重要原因。

（4）排龈线放置5～10分钟，时间不能过长，基牙数目较多时加快排龈速度。

（5）应用于高血压、心脏病等患者的排龈线中不宜含有肾上腺素。

（6）压入排龈线时应先将排龈线的一端压入牙龈较松弛的邻面，然后再向唇侧和舌侧压入。

（7）排龈线取出后要马上制取印模，排开的牙龈一般在30～45秒内恢复原状。

（8）排龈液一般呈酸性，时间过长会使牙本质脱矿，导致牙本质敏感。

相关拓展

1. 高频电刀排龈法

（1）使用高频电刀前确认刀头要在手柄上完全就位，设置好合适的功率，使用的力度要合适，要有一定的移动速度，如果刀头有血凝块，可用纱布擦拭去除。

（2）高频电刀排龈，待局部牙龈恢复正常后联合使用排龈膏和机械性排龈法制取印模。

2. 粘结排龈　粘结时排龈有利于提高粘结效果，去除剩余粘结剂，预防边缘微漏的发生及牙龈炎症。

测试题

一、选择题

临床上排龈线放置的位置，在游离龈与牙颈部之间的颈部肩台下方约（　　）

A.0.3mm

B.0.5mm

C.1mm

D.2mm

E.1.5mm

正确答案：A

答案解析： 记忆题。

二、简答题

排龈技术有哪些?

答：排龈技术包括机械性排龈法、机械化学联合排龈法、化学排龈法以及高频电刀排龈法。机械性排龈法是单纯使用排龈线进行排龈；机械化学联合排龈法是将排龈线与化学药物混合后排入牙龈沟的方法；化学排龈法是将具有收敛、止血作用的排龈膏排入牙龈沟的方法；高频电刀排龈法是使用高频电刀去除部分沟内上皮，使预备体与游离龈之间产生微小缝隙，从而利于排龈线排入的方法。

实训五

前牙金属烤瓷冠牙体预备

扫描二维码，观看操作视频

病例导入

患者，女性，25岁，右上前牙外伤后牙体变色，经根管治疗后转来冠修复。患牙牙龈色、形、质正常，影像学检查根充恰填，根尖无明显异常，牙槽骨无明显吸收。根据患者主诉、临床检查，结合影像学检查，诊断为"牙体缺损"。医患沟通后患者选择金属烤瓷冠修复，医师应该如何进行牙体预备？

记忆链接

牙体缺损修复是用人工制作的修复体，如嵌体、贴面、部分冠、全冠、桩核冠等恢复缺损牙的形态、美观和功能。牙体缺损修复前应根据牙体缺损的病因、缺损大小、缺损牙的位置、咬合关系并结合患者的要求制定修复治疗计划，选择修复体类型，进行修复前准备，开始修复治疗。修复治疗包括：牙体预备、印模和模型的制取、修复体的技工制作，修复体临床试戴，最后口腔内粘结。

金瓷冠也称烤瓷熔附金属全冠或金属烤瓷全冠（porcelain fused metal crown，PFM），是一种由低熔瓷粉在真空条件下经过高温烧结熔附到铸造金属基底冠上形成的金-瓷复合结构的修复体。金瓷冠兼有金属全冠机械强度好和全瓷冠美观的优点，是一种较理想的修复体。

1. 金瓷冠的适应证与禁忌证

（1）适应证。

1）变色牙、氟斑牙、四环素牙、锥形牙、釉质发育不全等，患者要求改善美观而不宜采用其他保守方法修复者。

2）错位、扭转等不宜或不能采用正畸治疗，要求全冠改善美观的患牙。

3）龋坏或外伤等造成牙体缺损较大，充填或其他保守修复治疗无法满足要求的患牙。

4）根管治疗后需桩核冠修复的残根或残冠。

5）烤瓷固定桥的固位体。

6）牙周病矫形治疗的固定夹板。

7）作为种植义齿的上部结构修复缺失牙。

（2）禁忌证。

1）对前牙美学要求极高者。

2）对金属过敏者禁忌使用。

3）尚未发育完全的年轻恒牙，牙髓腔宽大、髓角高耸等容易发生意外露髓的牙应避免使用，必要时先进行根管治疗后再修复。

4）临床冠过短，无法获得足够的固位形和抗力形者。

5）咬合紧、深覆𬌗在没有进行矫正情况下且无法获得足够修复空间的患牙。

6）夜磨牙患者或有其他不良咬合习惯者。

7）心理、生理、精神因素不能接受或不愿意磨除牙体组织者。

2. 金瓷冠的基本结构和要求　金瓷冠是由金属基底冠和熔附其上的瓷层构成，瓷层可分为不透明层、体瓷和釉质瓷。

（1）金属基底冠。金属基底冠是金瓷冠的重要组成部分，是构成金瓷冠良好固位和边缘密合的基础，可以恢复牙齿的缺损，为瓷层提供坚固的支撑和足够的强度，同时还涉及美观、咬合及金－瓷结合的质量。金属基底冠的设计要求如下。

1）恢复牙冠正确的解剖形态轮廓。

2）具有足够的厚度和强度，承托瓷部位的金属内冠厚度至少 0.3mm。

3）金属基底表面形态光滑、圆凸，无尖锐棱角、锐利边缘，以免出现应力集中、破坏金－瓷结合。

4）金属基底冠为瓷层提供足够、厚度均匀的修复空间，唇面至少 1.0mm，切端 1.5 ~ 2.0mm。牙体缺损过大部分应由金属基底弥补。

5）颈缘连续光滑。

（2）不透明瓷层。不透明瓷层应均匀地覆盖在金属基底冠表面。它既要将金属颜色遮住，又必须考虑到与牙体部颜色的一致性。其厚度因选用金属种类及不同商品瓷粉而有所不同。通常 0.2 ~ 0.3mm 厚的不透明层即可较好的遮盖金属底色，同时构成金属烤瓷冠的基础色调。

（3）体瓷和釉质瓷。体瓷是覆盖在不透明瓷表面，相当于天然牙本质部分的瓷。它是金属烤瓷冠的基本颜色，是再现牙本质色泽的半透明瓷层。精确比色，选择最适合的瓷粉是体瓷和釉瓷正确应用的基础。体瓷的厚度一般不小于1.0mm,厚度均匀。金瓷冠前牙切端和后牙殆1/3的理想厚度1.5～2.0mm,保证半透明性和正确的外形。牙尖和切端瓷层最厚不大于2.0mm,超过此厚度的瓷层由于缺乏金属基底足够的支持容易发生瓷裂。釉瓷应用的位置和厚度要适当,应尽可能模仿患者对侧同名牙、邻牙的半透明特征,与周围天然牙保持协调。

3. 前牙金瓷冠牙体预备的要求

(1)切缘。切缘预备1.5～2.0mm的间隙,上前牙切缘预备成与牙长轴成45°且向腭侧形成小斜面,下前牙切缘斜面斜向舌侧。

(2)唇面。除颈缘外,唇侧表面分2个面均匀磨除1.2～1.5mm,牙冠切1/4向舌侧倾斜10°～15°,保证前殆伸不受干扰,在唇面切1/3磨除少许保证切缘瓷层厚度和透明度。

(3)舌面。舌窝均匀磨除0.7～1.0mm,当舌侧不设计瓷覆盖时,只预备金属的修复间隙并保证颈部肩台及肩台以上无倒凹。颈1/3部形成2°～5°切向聚合度的舌轴面,有利于全冠的固位。

(4)邻面。去除邻面倒凹,预备出金瓷修复空间,形成邻面2°～5°切向聚合度。牙冠近远中径较小时,可以设计邻面无瓷覆盖,同时在颈部形成0.5mm凹形肩台。

(5)肩台。唇面颈部肩台一般设计龈下0.5～0.8mm的1.0mm宽的深浅凹形肩台。舌侧及邻面形成龈上0.5mm宽的凹形肩台。

技术操作

一、目的

(1)掌握前牙金属烤瓷冠修复的适应证及禁忌证。

(2)掌握前牙金属烤瓷冠牙体预备的标准和要求。

(3)掌握前牙金属烤瓷冠牙体预备的方法和步骤。

二、操作规程

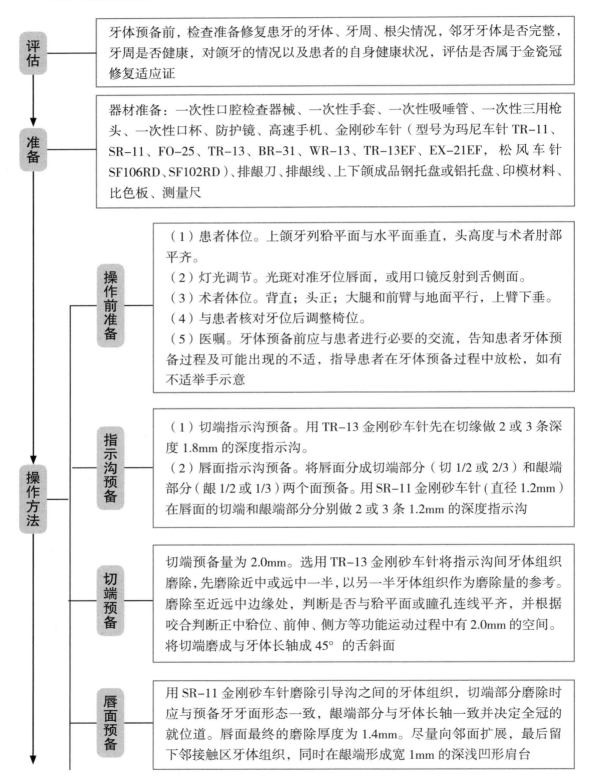

评估

牙体预备前，检查准备修复患牙的牙体、牙周、根尖情况，邻牙牙体是否完整，牙周是否健康，对颌牙的情况以及患者的自身健康状况，评估是否属于金瓷冠修复适应证

准备

器材准备：一次性口腔检查器械、一次性手套、一次性吸唾管、一次性三用枪头、一次性口杯、防护镜、高速手机、金刚砂车针（型号为玛尼车针 TR-11、SR-11、FO-25、TR-13、BR-31、WR-13、TR-13EF、EX-21EF，松风车针 SF106RD、SF102RD）、排龈刀、排龈线、上下颌成品钢托盘或铝托盘、印模材料、比色板、测量尺

操作方法

操作前准备

（1）患者体位。上颌牙列𬌗平面与水平面垂直，头高度与术者肘部平齐。
（2）灯光调节。光斑对准牙位唇面，或用口镜反射到舌侧面。
（3）术者体位。背直；头正；大腿和前臂与地面平行，上臂下垂。
（4）与患者核对牙位后调整椅位。
（5）医嘱。牙体预备前应与患者进行必要的交流，告知患者牙体预备过程及可能出现的不适，指导患者在牙体预备过程中放松，如有不适举手示意

指示沟预备

（1）切端指示沟预备。用 TR-13 金刚砂车针先在切缘做 2 或 3 条深度 1.8mm 的深度指示沟。
（2）唇面指示沟预备。将唇面分成切端部分（切 1/2 或 2/3）和龈端部分（龈 1/2 或 1/3）两个面预备。用 SR-11 金刚砂车针（直径 1.2mm）在唇面的切端和龈端部分分别做 2 或 3 条 1.2mm 的深度指示沟

切端预备

切端预备量为 2.0mm。选用 TR-13 金刚砂车针将指示沟间牙体组织磨除，先磨除近中或远中一半，以另一半牙体组织作为磨除量的参考。磨除至近远中边缘处，判断是否与𬌗平面或瞳孔连线平齐，并根据咬合判断正中𬌗位、前伸、侧方等功能运动过程中有 2.0mm 的空间。将切端磨成与牙体长轴成 45° 的舌斜面

唇面预备

用 SR-11 金刚砂车针磨除引导沟之间的牙体组织，切端部分磨除时应与预备牙牙面形态一致，龈端部分与牙体长轴一致并决定全冠的就位道。唇面最终的磨除厚度为 1.4mm。尽量向邻面扩展，最后留下邻接触区牙体组织，同时在龈端形成宽 1mm 的深浅凹形肩台

操作方法

舌面预备

（1）舌面分成两个面预备：舌窝与隆突下轴壁。要求在牙尖交错位（ICP）与前伸𬌗位时均有足够的间隙。

（2）舌隆突下轴壁：需要做出与唇面颈 1/3 平行的轴壁。用 TR-13 金刚砂车针预备 3 条 0.5mm 指示沟，形成颈部边缘与邻面颈部边缘连续，位于龈上或平龈，宽度为 0.5mm 的凹形肩台。

（3）舌窝预备：选用小球形金刚砂车针 (BR-31) 在舌侧制成 3 个指示窝，深度为 0.7 ~ 0.8mm，然后用轮状 (WR-13) 金刚砂车针磨除舌窝达 0.7 ~ 1.0mm，外形基本按照舌窝的外形均匀磨除，不应形成一个简单的斜面

邻面预备

邻面预备：用 TR-11 金刚砂车针先从唇、舌侧开始预备接触区的牙体组织，使预备牙与邻牙完全分离，待预备出足够空间后换用 TR-13 金刚砂车针预备邻面，同时在邻面形成宽 0.5mm 的浅凹形肩台。两邻轴面相互平行或切向聚合度 2° ~ 5°

排龈

预备颈缘前，将排龈线压入龈沟内 2 ~ 3 分钟，使游离龈缘退缩

颈部肩台预备

用 SR-11 金刚砂车针沿唇侧牙颈部制备位于龈下 0.5mm、宽度为 1.0mm 的深浅凹形肩台

精修完成

（1）切端修整：检查牙尖交错位（ICP）与前伸𬌗位时切端预备量是否足够（2mm），必要时修整，再用红标车针（TR-13EF）修整切端使其光滑。

（2）轴面修整：用红标车针（TR-13EF）修整唇面、邻面、舌侧轴面，去除倒凹，调整聚合度（2° ~ 5°），再用黄标车针修整使其光滑、点线角圆钝。

（3）精修舌面：用黄标车针（EX-21EF）修整并光滑舌面窝。

（4）精修颈缘：用黄标车针（SF106RD）修整颈缘，使唇侧、邻面肩台边缘光滑、连续，清除无基釉，形成清晰、连续、光滑的颈缘线。用黄标车针（SF102RD）修整舌侧凹形边缘

操作后处理

取出排龈线，进行印模制取，临时冠修复，比色，清理患者口腔及面部残留印模材料，嘱患者漱口，告知术后注意事项

三、注意事项

1. 从严控制适应证

（1）其他相对磨牙少的修复方法可以满足患者美观、强度等方面要求时不建议使用金瓷冠修复。

（2）对美观要求极高、对金属过敏患者避免使用金瓷冠修复。

（3）尚未发育完全的年轻恒牙避免使用。

（4）无法提供足够固位和抗力形的患牙避免直接使用金瓷冠修复。

2. 关注牙髓健康 健康的牙髓组织可以为牙体硬组织提供营养，防止根尖病变的发生；还具有生理反馈功能，避免咬合力过大导致牙的折裂。牙体缺损修复的治疗过程会对牙髓产生不良的影响，高温、化学刺激或微生物的侵犯都可能引起牙髓的不可逆性炎症反应。牙体预备及修复过程中要特别注意防止牙髓的损伤。

（1）选择磨除牙体组织少的修复体。

（2）活髓牙应在局部麻醉下进行牙体预备，牙体预备尽量一次完成。

（3）牙体预备时喷水冷却、对牙面压力轻微，既能防止温度的升高，又能有效地磨除牙体组织。

（4）按解剖外形均匀磨除牙体组织，各轴面的聚合度不宜超过6°。严重错位的牙，必要时先进行正畸排齐。

（5）去尽所有腐质，防止继发龋的发生。

（6）牙体预备完成后制作临时修复体，隔绝对牙髓的物理、化学、细菌等刺激。

（7）采用适合的粘结剂粘结，减小对牙髓的刺激，调拌黏稠度适当。

（8）术前应告知患者金属烤瓷冠的维护与使用知识，术后注意口腔卫生和定期复查。

相关拓展

1. 金属烤瓷冠颈缘特点　金属烤瓷冠的颈缘预备是牙体预备的关键。颈缘处是修复体与预备体对接的部位，易致龋，要求越密合越好。金属烤瓷冠的唇侧肩台宽度 1.0mm，在有限的空间要容纳金属基底、不透明瓷、体瓷 3 种材料，容易出现金属内冠暴露、牙龈透黑、不透明瓷暴露影响金属烤瓷冠的美观等问题。

2. 金属烤瓷冠唇侧边缘的 3 种类型

（1）有金属颈环的边缘。与预备体龈边缘接触的全部为金属内冠。其优点是强度好，不易变形弯曲，边缘密合度好，可高度抛光。不足之处是美观性较差，易暴露金属，极少用于前牙修复。

（2）全瓷边缘。金属内冠的边缘仅覆盖预备体龈边缘内侧的一小部分，其余部分全部为瓷覆盖。优点是避免暴露颈部金属基底和遮色瓷，美观性好。不足之处是强度差、边缘密合度差、反复烧结操作复杂等。

（3）金瓷混合边缘。金属基底在边缘逐渐变薄，遮色瓷、体瓷覆盖其上，金属基底为瓷层提供足够的支持，防止瓷层折裂。

测试题

一、单选题

1. 在 PFM 金瓷材料系统中，下列哪项是影响 PFM 修复体成功的关键（　　）

A. 金瓷匹配

B. 色泽匹配

C. 生物学匹配

D. 金属材料的强度

E. 瓷粉材料的机械性能

正确答案： A

答案解析： 金瓷匹配是影响金瓷结合及金属烤瓷冠成功的关键。

2. 烤瓷冠金属基底的厚度为（　　）

A. 0.3~0.5mm

B. 1.0~1.2mm

C. 2.0mm

D. 0.5~0.8mm

E. 1.0~1.5mm

正确答案： A

答案解析： 记忆题。

3. 以下关于金瓷冠中合金与瓷粉的要求的描述，哪项是错误的（　　）

A. 良好的生物相容性

B. 瓷粉的热膨胀系数略大于合金

C. 两者可产生化学结合

D. 合金熔点大于瓷粉

E. 有良好的强度

正确答案： B

答案解析： 瓷粉的热膨胀系数应略小于合金。

4. 金瓷冠唇面龈边缘一般为（　　）

A. 0.5mm 肩台

B. 1mm 肩台

C. 1.2mm 肩台

D. 1.5mm 肩台

E. 1mm 凹形

正确答案：B

答案解析：记忆题。

5. 前牙金瓷冠切端应至少磨除（　　）

A. 1mm

B. 1.5mm

C. 2mm

D. 2.5mm

E. 3mm

正确答案：C

答案解析：记忆题。

6. 导致烤瓷冠瓷崩裂的原因不包括（　　）

A. 金属基底冠过薄

B. 金－瓷衔接部与对颌牙无咬合接触

C. 金属基底冠表面污染

D. 切端、咬合面瓷层有咬合早接触点

E. 牙体预备磨除量过少或厚度不均

正确答案：B

答案解析：金－瓷衔接部与对颌牙无咬合接触，不承受咬合力，其他选项均为可能导致烤瓷冠崩瓷的原因。

7. 金瓷结合中最重要的结合力是（　　）

A. 机械结合

B. 范德华力

C. 倒凹固位

D. 化学结合

E. 压缩结合

正确答案： D

答案解析： 记忆题。

8. 前牙烤瓷冠不适合用铸造金属舌面板的情况为（　　）

A. 冠的唇舌径小

B. 深覆𬌗

C. 咬合紧

D. 冠的唇舌径大

E. 根管呈喇叭口状

正确答案： D

答案解析： 冠的唇舌径较大，能达到足够的牙体预备量，舌侧可不设计铸造金属舌面板。

二、名词解释

金瓷冠　金瓷冠也称烤瓷熔附金属全冠或金属烤瓷全冠，是一种由低熔瓷粉在真空条件下经过高温烧结熔附到铸造金属基底冠上形成的金－瓷复合结构的修复体。金瓷冠兼有金属全冠机械强度好和全瓷冠美观的优点，是一种较理想的修复体。

三、简答题

1. 金属烤瓷全冠对瓷粉和合金有哪些要求？

答：①合金与瓷粉应具有良好生物相容性；②烤瓷合金的熔点大于烤瓷粉的熔点；③瓷粉的热膨胀系数应略小于烤瓷合金；④金属基底的厚度不能过薄；⑤烤瓷粉颜色应具有可匹配性。

2. 金－瓷结合力有哪些？

答：①化学结合；②范德华力；③压缩结合；④机械固位。

3. 活髓牙牙体预备时有哪些注意事项？

答：活髓牙牙体预备应在局部麻醉下进行；采用间歇磨切法，随时用冷水喷雾降温以保护牙髓；精修后的牙体表面应光滑圆钝，轴壁上不允许有任何尖锐棱角；取印模后，制作临时冠修复体以保护预备牙体。

实训六

后牙全瓷冠牙体预备

病例导入

患者，女性，40岁，因左上前磨牙隐裂行根管治疗，要求冠修复。临床检查见左上第二前磨牙𬌗面中央复合树脂充填，无松动，无叩痛，临床牙冠长度正常。X线片示根充恰填，根尖周无暗影。患者对修复体美观要求高。该患者适合进行哪种修复治疗？

记忆链接

全瓷冠是全部由瓷粉经高温烧结而成的全冠修复体，由于无金属遮挡光线，可以逼真地再现天然牙的颜色和半透明性，是美观效果最好的修复体。早期因其机械性能较差而没有被广泛使用，随着材料科学的发展，陶瓷材料的机械强度不断提高，全瓷冠的应用越来越广泛。

1. 全瓷冠分类

（1）根据组成材料划分。高强度长石瓷、白榴石增强型长石瓷、二硅酸锂增强型、氧化铝增强型、氧化铝/氧化锆混合增强型、尖晶石增强型、氧化锆增强型、云母结晶增强型、磷灰石结晶增强型、氧化镁结晶增强型。

（2）根据加工制作工艺划分。粉浆涂塑陶瓷、铸造玻璃陶瓷、热压铸玻璃陶瓷、粉浆涂塑＋玻璃渗透陶瓷、电泳沉积＋玻璃渗透陶瓷、计算机辅助设计和计算机辅助制作陶瓷。

2. 适应证及禁忌证

（1）适应证。原则上金属烤瓷冠修复的患者，都可以行全瓷冠修复，尤其适合以下情况。

1）前牙切角、切缘缺损，不宜用充填治疗或不宜用金属烤瓷冠修复的患者。

2）死髓牙、氟斑牙、四环素牙等变色牙，对美观要求高者。

3）牙冠缺损需要修复而对金属过敏者。

4）牙缺损要求修复，同时不希望口内有金属材料存在者。

（2）禁忌证。

1）牙体组织的切割量大，年轻恒牙髓角高易露髓者。

2）临床牙冠过短，无法获得足够的固位形和抗力形者。

3）对刃𬌗未矫正或夜磨牙症者。

4）牙周疾患需要用全冠进行夹板固定者。

5）心理、生理、精神因素不能接受或不愿磨切牙体组织者。

技术操作

一、目的

（1）掌握后牙全瓷冠牙体预备的标准。

（2）掌握后牙全瓷冠牙体预备的操作步骤及注意事项。

二、操作规程

准备

（1）器材准备：一次性口腔检查器械、一次性漱口杯、一次性手套、高速涡轮手机、金刚砂车针、吸唾器。

（2）医嘱：牙体预备前告知患者操作牙体预备过程及可能出现的不适，指导患者保持身体和头部位置稳定及唇颊舌放松

操作方法

𬌗面预备

（1）用大圆头锥形金刚砂车针在𬌗面制备定深沟，深度 1.5 ～ 2.0mm。设置位置应包括各三角嵴以及三角嵴近远中侧的主发育沟。磨除定深沟间残留的𬌗面组织。

（2）功能尖斜面预备：使用大圆头锥形金刚砂车针，先在功能尖颊侧或舌侧斜面上制备定深沟，深度 1.5 ～ 2.0mm，再磨除定深沟间残留的斜面组织。功能尖斜面的方向应与对颌牙的牙尖斜面大致平行

考点提示：
下颌后牙的功能尖斜面在颊尖的颊斜面上，上颌牙的功能尖斜面应预备在舌尖的舌斜面上

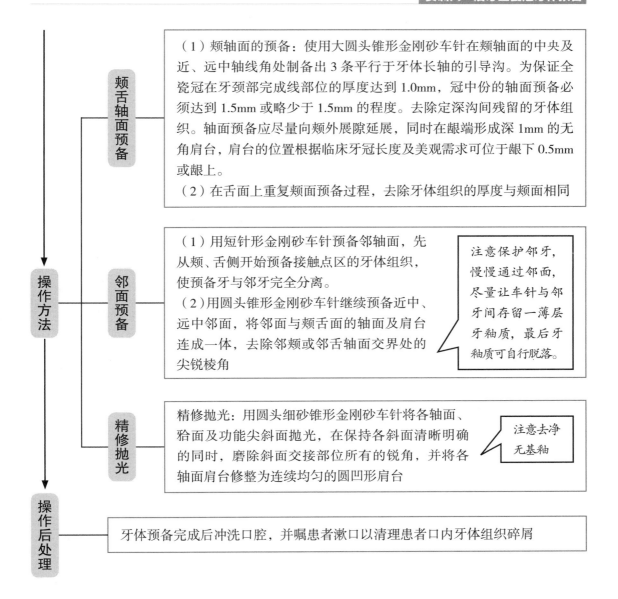

操作方法

颊舌轴面预备

（1）颊轴面的预备：使用大圆头锥形金刚砂车针在颊轴面的中央及近、远中轴线角处制备出3条平行于牙体长轴的引导沟。为保证全瓷冠在牙颈部完成线部位的厚度达到1.0mm，冠中份的轴面预备必须达到1.5mm或略少于1.5mm的程度。去除定深沟间残留的牙体组织。轴面预备应尽量向颊外展隙延展，同时在龈端形成深1mm的无角肩台，肩台的位置根据临床牙冠长度及美观需求可位于龈下0.5mm或龈上。

（2）在舌面上重复颊面预备过程，去除牙体组织的厚度与颊面相同

邻面预备

（1）用短针形金刚砂车针预备邻轴面，先从颊、舌侧开始预备接触点区的牙体组织，使预备牙与邻牙完全分离。

（2）用圆头锥形金刚砂车针继续预备近中、远中邻面，将邻面与颊舌面的轴面及肩台连成一体，去除邻颊或邻舌轴面交界处的尖锐棱角

> 注意保护邻牙，慢慢通过邻面，尽量让车针与邻牙间存留一薄层牙釉质，最后牙釉质可自行脱落。

精修抛光

精修抛光：用圆头细砂锥形金刚砂车针将各轴面、𬌗面及功能尖斜面抛光，在保持各斜面清晰明确的同时，磨除斜面交接部位所有的锐角，并将各轴面肩台修整为连续均匀的圆凹形肩台

> 注意去净无基釉

操作后处理

牙体预备完成后冲洗口腔，并嘱患者漱口以清理患者口内牙体组织碎屑

三、注意事项

（1）活髓牙预备前须行局部麻醉。

（2）𬌗面预备时依𬌗面的几何斜面外形进行预备，以保证瓷修复体获得足够的支持厚度，同时预备牙能保持一定的高度。

（3）邻面预备时避免损伤邻牙，如有损伤须仔细抛光受损牙面。

（4）为保证𬌗面及轴面预备量的精确，可在预备前先制作导模，以指示牙各面的预备程度。导模制作方法：取油泥型硅橡胶印模材料双组分按产品说明的体积比混合

揉搓，用适量面团样硅橡胶覆盖预备牙和近中、远中各至少一颗邻牙，同时要求硅橡胶至少覆盖上述牙的颈缘以下 5mm，待硅橡胶凝固后取下，用手术刀沿预备牙正中矢状面切开即形成硅橡胶导模。牙体预备过程中将导模准确就位，用于检测预备量和预备体形态。

相关拓展

𬌗向聚合度对冠固位力的影响　𬌗向聚合度是指预备体两侧轴壁在𬌗向的夹角。聚合度的大小影响最终冠修复体的固位力，聚合度小，固位力增强，但粘固剂由于流体压增大不易被挤出，难以达到完全就位，影响修复体的适合性；聚合度过大就位容易，但会降低修复体的固位力，易发生脱位。有学者认为，单冠的𬌗向聚合度一般应控制在 2°～5°，以获得最大的固位力。但在临床操作中，受器械、张口度等条件的限制，很难达到该聚合度。有许多学者认为全瓷修复体的牙体预备𬌗向聚合度应大于金属修复体的聚合度，发现聚合度在 10°～16° 变化时，固位力并没有显著差异，而且 16° 的聚合度不但适合性好，也可提供足够的固位及抵抗力，而且临床易于制备。在制备牙体时应参考其他因素综合考虑，因为预备体的表面积越大，固位力越大，简单地说，临床牙冠大的预备体聚合度可以适当增大，这个因素在制备临床牙冠较小的牙体时必须加以考虑，须减小其聚合度，以获得足够的固位力。另外由于全瓷冠的固位在很大程度上依赖于牙本质－复合树脂粘结系统，所以对其聚合度的设计要求可比传统冠大，况且未粘固的全瓷冠较易碎裂，要保证冠的顺利就位，也需增大聚合度。总之，全瓷冠的聚合度目前无明确的规定，目前多数学者推荐的聚合度范围是 8°～16°。

测试题

一、单选题

全瓷冠的肩台宽度为（　　）

A. 0.5mm

B. 1mm

C. 1.5mm

D. 2.0mm

E. 1.5 ～ 2.0mm

正确答案：B

答案解析：记忆题。

二、填空题

后牙全瓷冠牙体预备时殆面需磨除牙体组织的量是（　　）

正确答案：1.5 ～ 2.0mm

答案解析：后牙殆面需磨除 1.5 ～ 2.0mm 间隙以保证修复体强度和美观。

三、判断题

上颌第一磨牙行全瓷冠牙体预备时预备功能尖斜面是在舌尖的颊斜面上。

正确答案：错

答案解析：上颌后牙的功能尖斜面应预备在舌尖的舌斜面上，下颌后牙的功能尖斜面在颊尖的颊斜面上，且功能尖斜面的方向应与对颌牙的牙尖斜面大致平行，以保证修复体殆面在各斜面的厚度一致。

参考文献

[1] 吴伟力，张修银 . 全瓷冠边缘适合性研究进展 . 口腔器械材料杂志，2007，16（4）：200-204.

实训七

后牙铸造金属全冠牙体预备

扫描二维码，观看操作视频

病例导入

患者，女性，68岁，两周前于我院牙体牙髓科行右下后牙根管治疗，现无明显不适症状，要求行冠修复。根据临床检查46牙冠近中邻𬌗面可见树脂充填，影像学检查46已行完善根管治疗，诊断为"46牙体缺损"。医患沟通后患者要求行纯钛金属全冠修复，作为经治医师，应如何进行牙体预备？

记忆链接

后牙铸造金属全冠是用铸造工艺完成的覆盖整个后牙牙冠表面的金属修复体。它通常以金合金、纯钛、钴铬合金等材料铸造而成。金属全冠具有较大的强度，可用于各种牙体缺损的修复，也可以作为固定桥的固位体，主要用于后牙修复。

1. 适应证

（1）后牙牙体存在严重缺损，固位形、抗力形较差者。

（2）后牙低𬌗、牙冠短小、邻接不良、错位牙改形、牙冠折断或牙半切术后需用修复体恢复正常解剖形态、邻接点、咬合以及排列关系者。

（3）可摘局部义齿的基牙缺损需要保护、改形者。

（4）固定义齿的固位体。

（5）患龋率高或牙本质过敏严重伴牙体缺损者，或存在银汞合金充填后与对颌牙、邻牙存在异种金属微电流刺激引起症状者。

2. 禁忌证

（1）要求不暴露金属的患者。

（2）对金属过敏的患者。

（3）牙体无足够修复空间者。

（4）牙体无足够固位形、抗力形者。

（5）致龋因素未得到有效控制者。

技术操作

一、目的

（1）掌握后牙金属全冠牙体预备的目的。

（2）掌握后牙金属全冠牙体预备的要求。

（3）掌握后牙金属全冠牙体制备的方法。

二、操作规程

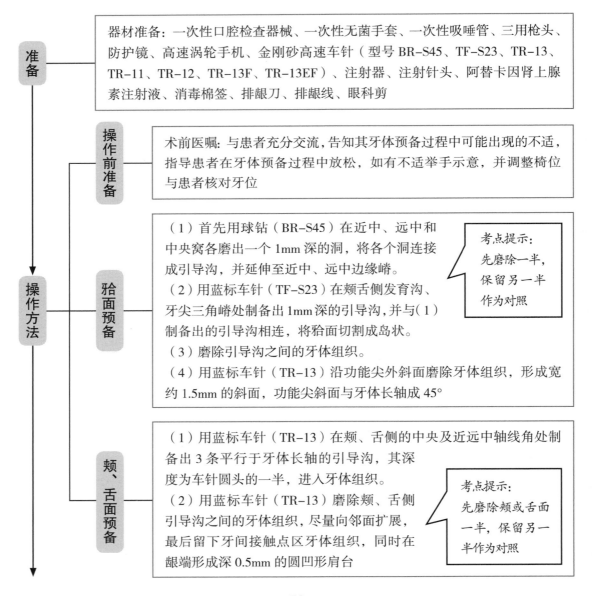

准备

器材准备：一次性口腔检查器械、一次性无菌手套、一次性吸唾管、三用枪头、防护镜、高速涡轮手机、金刚砂高速车针（型号 BR-S45、TF-S23、TR-13、TR-11、TR-12、TR-13F、TR-13EF）、注射器、注射针头、阿替卡因肾上腺素注射液、消毒棉签、排龈刀、排龈线、眼科剪

操作方法

操作前准备

术前医嘱：与患者充分交流，告知其牙体预备过程中可能出现的不适，指导患者在牙体预备过程中放松，如有不适举手示意，并调整椅位与患者核对牙位

船面预备

（1）首先用球钻（BR-S45）在近中、远中和中央窝各磨出一个 1mm 深的洞，将各个洞连接成引导沟，并延伸至近中、远中边缘嵴。

（2）用蓝标车针（TF-S23）在颊舌侧发育沟、牙尖三角嵴处制备出 1mm 深的引导沟，并与（1）制备出的引导沟相连，将船面切割成岛状。

（3）磨除引导沟之间的牙体组织。

（4）用蓝标车针（TR-13）沿功能尖外斜面磨除牙体组织，形成宽约 1.5mm 的斜面，功能尖斜面与牙体长轴成 45°

> 考点提示：
> 先磨除一半，保留另一半作为对照

颊、舌面预备

（1）用蓝标车针（TR-13）在颊、舌侧的中央及近远中轴线角处制备出 3 条平行于牙体长轴的引导沟，其深度为车针圆头的一半，进入牙体组织。

（2）用蓝标车针（TR-13）磨除颊、舌侧引导沟之间的牙体组织，尽量向邻面扩展，最后留下牙间接触点区牙体组织，同时在龈端形成深 0.5mm 的圆凹形肩台

> 考点提示：
> 先磨除颊或舌面一半，保留另一半作为对照

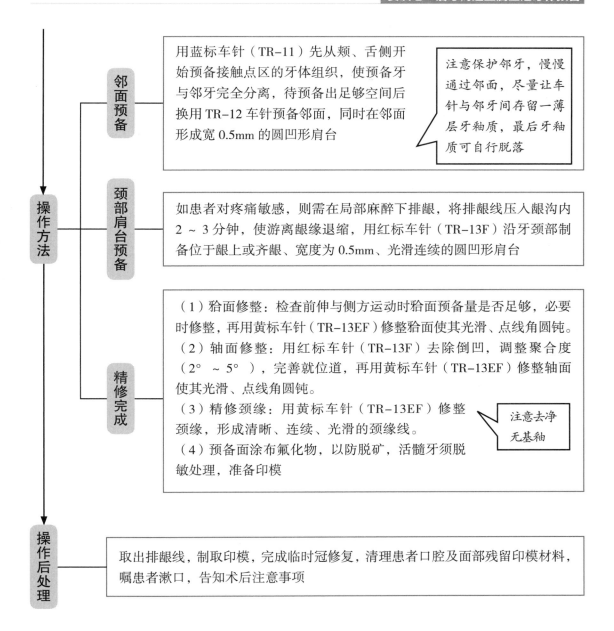

操作方法

邻面预备
用蓝标车针（TR-11）先从颊、舌侧开始预备接触点区的牙体组织，使预备牙与邻牙完全分离，待预备出足够空间后换用 TR-12 车针预备邻面，同时在邻面形成宽 0.5mm 的圆凹形肩台

注意保护邻牙，慢慢通过邻面，尽量让车针与邻牙间存留一薄层牙釉质，最后牙釉质可自行脱落

颈部肩台预备
如患者对疼痛敏感，则需在局部麻醉下排龈，将排龈线压入龈沟内 2～3 分钟，使游离龈缘退缩，用红标车针（TR-13F）沿牙颈部制备位于龈上或齐龈、宽度为 0.5mm、光滑连续的圆凹形肩台

精修完成
（1）𬌗面修整：检查前伸与侧方运动时𬌗面预备量是否足够，必要时修整，再用黄标车针（TR-13EF）修整𬌗面使其光滑、点线角圆钝。
（2）轴面修整：用红标车针（TR-13F）去除倒凹，调整聚合度（2°～5°），完善就位道，再用黄标车针（TR-13EF）修整轴面使其光滑、点线角圆钝。
（3）精修颈缘：用黄标车针（TR-13EF）修整颈缘，形成清晰、连续、光滑的颈缘线。
（4）预备面涂布氟化物，以防脱矿，活髓牙须脱敏处理，准备印模

注意去净无基釉

操作后处理
取出排龈线，制取印模，完成临时冠修复，清理患者口腔及面部残留印模材料，嘱患者漱口，告知术后注意事项

三、注意事项

（1）注意颈部形成宽约 0.5mm、清晰、连续、光滑的肩台，避免形成无基釉。

（2）轴面预备无倒凹，聚合度保持 2°～5°，车针尽量与牙体长轴平行，注意避免聚合度过大。

（3）牙冠较短时可适当增加固位沟等辅助固位形预备。

（4）邻面预备时要选较细车针，尽可能贴近预备牙邻面接触区，注意保护邻牙，

可采用上下拉锯动作沿颊舌方向慢慢通过邻面，尽量让车针与邻牙间存留一薄层牙釉质，这层牙釉质可在磨除过程中自行脱落。

（5）牙体预备过程中应充分体现爱伤意识，尽量消除患者紧张情绪，动作轻柔，体位正确，避免损伤口腔组织，保证患者舒适。

相关拓展

1. **导模的制作**　制作正中矢状面预备量硅橡胶导模，按照硅橡胶说明将膏剂和催化剂混匀揉搓充分混合后，将适量面团样硅橡胶覆盖在预备牙和近中、远中各至少一颗邻牙，同时要求硅橡胶至少覆盖上述牙的颈缘以下 5mm，待硅橡胶凝固后取下，用手术刀沿预备牙正中矢状面切开形成硅橡胶导模，用于检测预备量和预备体形态。

2. **肩台的位置与不同形式**　肩台的位置分为龈缘线以上 1.0mm、平齐于龈缘线、龈缘线以下 0.5 ~ 1.0mm，在临床上，根据修复体固位、牙冠龈龈高度、缺损或充填物与牙龈的位置关系、美观等因素而定。铸造金属全冠一般采取龈上肩台，牙冠较短者也可采用齐龈肩台。

肩台包括羽状肩台、圆凹形肩台、直角肩台、135° 肩台等形式，在临床上，根据修复体材料、修复体固位、美观等因素而定。铸造金属全冠一般采用 0.5mm 宽的圆凹形肩台，在需尽量保留牙体组织的情况下也可采用羽状肩台。

测试题

一、单选题

1. 后牙铸造金属全冠牙体预备轴面聚合度为（　　　）

A. 0°

B. 2°～5°

C. 10°～20°

D. 5°～8°

E. 以上都可以

正确答案： B

答案解析： 记忆题。

2. 后牙铸造金属全冠牙体预备时，肩台宽度为（　　　）

A. 0.5mm

B. 1.0mm

C. 1.2mm

D. 1.5mm

E. 以上都不是

正确答案： A

答案解析： 记忆题。

3. 为后牙铸造金属全冠做牙体预备时，错误的是（　　　）

A. 邻面聚合度以 2°～5° 为宜

B. 各轴面及𬌗面的线角磨圆钝

C. 𬌗面一般磨除 0.5～1.0mm

D. 上颌牙舌尖斜面不必多磨

E. 下颌后牙的功能尖为颊尖的颊斜面

正确答案： D

答案解析： 上颌牙舌尖斜面为功能尖，必须形成宽约 1.5mm 的宽斜面。

4. 铸造全冠的适应证为（　　）

A. 固定义齿的固位体

B. 修改牙齿外形、恢复咬合

C. 后牙牙体严重缺损

D. 牙本质过敏严重伴牙体缺损

E. 以上都是

正确答案： E

答案解析： 记忆题。

5. 铸造金属全冠邻面预备的目的是（　　）

A. 将患牙与邻牙分开

B. 消除邻面倒凹

C. 预备出全冠邻面间隙

D. 形成就位道

E. 以上都对

正确答案： E

答案解析： 记忆题。

二、名词解释

1. **铸造金属全冠**　铸造金属全冠是用铸造工艺完成的覆盖整个牙冠表面的金属修复体。

2. **固位形**　固位形为获得修复体的固位力，需根据患者牙体缺损情况和口颌系统情况，在患牙上预备成一定的面、洞、沟等几何形态，这种具有增强修复体固位力的几何形态称为固位形。

3. **肩台**　肩台是基牙龈缘形成的台阶状结构。

三、简答题

铸造金属全冠牙体预备的要求是什么？

答：（1）𬌗面。提供金属冠𬌗面间隙，沿𬌗面外形均匀磨除 0.5 ~ 1.0mm，功能尖 1.5mm，非功能尖 1.0mm，正中殆、前伸殆、侧方殆时均有足够间隙。

（2）颊舌面。消除倒凹，将轴面最大径磨除到全冠边缘，预备出金属冠需要的厚度，在 0.5～1.0mm，殆向聚合度 2°～5°。

（3）邻面。消除倒凹，与邻牙分离，预备出金属冠要求的邻面空隙，在 0.5～1.0mm，殆向聚合度 2°～5°。

（4）颈部肩台。羽状或圆凹形肩台，圆凹形肩台宽约 0.5mm，边缘连续一致、平滑无粗糙面和锐边。

（5）精修完成。轴面角、边缘嵴线角圆钝，各轴面和牙尖斜面平滑，无锐边和粗糙面。

实训八

后牙烤瓷固定桥牙体预备

病例导入

患者，女性，38岁，右下后牙拔除5个月，拔牙窝愈合良好，邻牙活髓牙，无松动，无倾斜，颌间距离大于4mm，影像学检查根尖无明显异常，牙槽骨无明显吸收，要求修复缺失牙。根据患者主诉、临床检查，结合影像学检查，诊断为"下颌牙列缺损"。医患沟通后，患者选择烤瓷固定桥修复，医师应该如何进行牙体预备？

记忆链接

固定桥是修复牙列缺损中的一个或几个缺失的天然牙，恢复其解剖形态和生理功能的一种修复体。其利用缺牙间隙两端或一端的天然牙或牙根作为基牙，在基牙上制作固位体，并与人工牙连接成为一个整体，通过粘结剂粘固在基牙上，患者不能自行摘戴，其结构与桥梁相似。固定桥的适应证如下。

1. 缺牙的数目 最适合于牙弓内少数牙缺失的修复，基牙能承担缺牙区传递的𬌗力。

2. 缺牙的部位 牙弓的任何部位的少数缺牙，基牙条件满足要求均可。对后牙末端游离缺失的患者，一般不考虑固定桥修复。

3. 基牙的条件 ①牙冠𬌗龈高度应合适，形态正常，牙体硬组织健康；②牙根应粗壮并有足够的长度；③最好是健康的活髓牙，或进行完善的牙髓治疗，病变已愈合者；④基牙牙周组织必须健康，牙槽骨吸收最多不能超过根长的1/3；⑤基牙位置基本正常，无过度的扭转或倾斜移位，个别严重错位的牙，也可牙髓失活后用桩核改变牙冠轴向并用作基牙。

4. 咬合关系 有合适的𬌗龈距离，邻牙无倾斜，对颌无伸长。

5. 缺牙区牙槽骨 一般在拔牙后3个月，牙槽嵴的吸收趋于稳定。

6. 年龄 除年轻恒牙，对临床牙冠短、髓腔大、髓角高，根尖部未完全形成等需加以注意。

7. 口腔卫生情况 患者必须保持口腔清洁卫生，形成良好的口腔卫生习惯。

8. 余留牙情况 余留牙是否有不良修复体、龋、牙周病和根尖周病等，应尽可能治疗。

技术操作

一、目的

（1）掌握后牙烤瓷固定桥的牙体预备量及肩台要求。

（2）掌握后牙烤瓷固定桥共同就位道的确定方法。

（3）掌握后牙烤瓷固定桥牙体预备的操作步骤及要求。

二、操作规程

评估　牙体预备前，检查邻牙是否满足基牙条件，缺牙间隙、对颌牙的情况以及患者的自身健康状况，评估属于固定桥修复适应证

准备　器材准备：一次性口腔检查器械、一次性手套、一次性吸唾管、高速手机、金刚砂车针（型号 SR-11、SR-12、SR-13、TF-S23、TR-13F、TR-13EF）、注射器、阿替卡因肾上腺素注射液、安尔碘消毒棉签、排龈刀、排龈线、上下颌成品钢托盘或铝托盘、印模材料、比色板

操作方法

操作前准备　医嘱：牙体预备前应与患者进行必要的交流，告知患者牙体预备过程及可能出现的不适，指导患者在牙体预备过程中放松，如有不适举手示意，与患者核对基牙牙位后调整椅位

局部浸润麻醉　于选定基牙颊侧黏膜反折处及舌侧牙根对应部位消毒，注射常用药物阿替卡因肾上腺素注射液

𬌗面预备
（1）首先用蓝标车针（TF-S23）在两基牙𬌗面颊舌侧发育沟、牙尖三角嵴处制备出 2mm 深的引导沟。
（2）磨除引导沟之间的牙体组织。
（3）用蓝标车针（SR-13）沿功能尖外斜面磨除牙体组织，形成宽约 2.5mm 的斜面，功能尖斜面与牙体长轴成 45° 角

操作方法

轴面预备

（1）用蓝标车针（SR-13）在两基牙颊，舌侧的中央，近、远中轴线角处制备出 3 条平行于牙体长轴的引导沟，其深度为车针圆头的全部进入牙体组织。

（2）用蓝标车针（SR-13）磨除基牙颊、舌侧引导沟之间的牙体组织，尽量向邻面扩展，最后留下牙间接触点区牙体组织，同时在龈端形成宽 1mm 的圆凹形肩台。

（3）邻面预备：用蓝标车针（SR-11）先从颊、舌侧开始预备接触点区的牙体组织，使预备牙与邻牙完全分离，待预备出足够空间后换用（SR-12）预备邻面，同时在邻面形成宽 1mm 的圆凹形肩台

确定共同就位道

平移口镜，调磨两基牙轴面，直到平移口镜时，两基牙预备体整个边缘线均位于口镜中心，达到就位道一致

颈部肩台预备

将排龈线压入龈沟内 2～3 分钟，使游离龈缘退缩，用蓝标车针（SR-13）沿牙颈部制备位于龈上或齐龈、宽度为 1mm 的圆凹形角肩台

精修完成

（1）𬌗面修整：检查前伸与侧方运动时𬌗面预备量是否足够（2mm），必要时修整，再用黄标车针（TR-13EF）修整𬌗面使其光滑、点线角圆钝。

（2）轴面修整：用红标车针（TR-13F）去除倒凹，调整聚合度（2°～5°），完善就位道，再用黄标车针（TR-13EF）修整轴面使其光滑、点线角圆钝。

（3）精修颈缘：用黄标车针（TR-13EF）修整颈缘，形成清晰、连续、光滑的颈缘线。

（4）预备面涂布氟化物，预防脱矿，同时也有脱敏效果，准备印模

操作后处理

取出排龈线，制取印模，完成临时冠修复，比色，清理患者口腔及面部残留印模材料，嘱患者漱口，告知术后注意事项

三、注意事项

（1）预备体颈部形成宽约 1mm、清晰、连续、光滑的肩台，避免形成无基釉。

（2）牙体预备时各轴面向𬌗方向聚合度应为 2°～5°，以保证固位体有足够的固位力。

（3）基牙预备时必须形成共同就位道。

（4）两端固位体固位力相差悬殊，若一端固位力不足，必要时需要增加基牙数目。

相关拓展

VITA 3D-MASTER 比色板使用

（1）确定亮度。在柔和的光线下离患者一臂的距离，将比色板放于患者嘴边，选择比色板上的亮度级别（1、2、3、4 或 5），从最暗的一组开始测定，确定亮度。

（2）选择饱和度。在亮度测定完毕的基础上，在充足的阳光下拿出中间的色值组（M）来确定饱和度，同时将比色条像扇子那样展开，选择 3 个颜色中的一个。

（3）选择色值。检查自然牙是否比所选的颜色偏红或偏黄。选择 3 个颜色中的一个。

测试题

一、单选题

1. 全冠修复体与固定桥的全冠固位体有何差异（　　）

A. 具有共同就位道

B. 恢复生理功能

C. 保护牙体组织

D. 恢复解剖外形

E. 具有固位形和抗力形

正确答案：A

答案解析： 固定桥的各固位体间应有共同就位道。

2. 下列不包括在固定桥的冠外固位体的是（　　）

A. 铸造金属全冠

B. 铸造金属嵌体

C. 铸造金属 3/4 冠

D. 金属烤瓷全冠

E. 全瓷冠

正确答案：B

答案解析： 嵌体属于冠内固位体。

3. 有关固定桥桥体龈端叙述正确的是（　　）

A. 龈端与黏膜应紧密接触，避免食物嵌塞

B. 应尽量扩大龈端与牙槽黏膜接触的面积

C. 固定桥修复最佳时期为拔牙后 1 年

D. 龈端应高度抛光

E. 以上都不对

正确答案：D

答案解析： 桥体的龈端应高度抛光且避免压迫黏膜，尽量减少与牙槽嵴的接触面积。

4. 以下操作中可能损伤牙髓组织的是（　　）

A. 活髓牙预备以后暂冠修复

B. 采用水气冷却条件下间歇性、短时间、轻压磨切方法磨牙

C. 对同一牙备牙时少量多次方法完成

D. 颈部边缘在保证烤瓷牙强度及与牙体组织密合性的条件下尽量少磨切

E. 对于伸长牙，考虑设计成龈上边缘

正确答案： C

答案解析： 牙体预备应尽量一次完成，减少对牙髓组织的刺激，其他选项均为减少牙髓组织刺激的措施。

二、名词解释

1. 固定桥　固定桥是利用缺牙间隙两端或一端的天然牙或牙根作为基牙，在其上制作固位体，并与人工牙连接成为一个整体。借粘固剂将固位体粘固于基牙上，成为患者不能取摘的修复体；也是修复牙列缺损中少数牙缺失或数个牙间隔缺失的最常使用的修复设计。

2. 固定桥的固位　固定桥的固位是指在口腔进行各种功能运动时，能够抵抗外力，充分发挥各种功能，不致松动或脱落，固位体牢固地固定在基牙上。

3. 固位体　固位体是指在基牙上制作并粘固的全冠、部分冠、桩冠、嵌体等。

三、简答题

1. 固定桥固位体设计的一般原则有哪些？

答：（1）有良好的固位形、抗力形，能够抵抗各种外力而不至于松动、脱落或破损。

（2）能够恢复桥基牙的解剖形态与生理功能，前牙还应美观。

（3）能够保护牙体、牙髓和牙周组织健康，预防口腔病变的发生。

（4）能够取得固定桥所需的共同就位道。

（5）固位体材料的加工性能、机械强度、化学性能及生物相容性良好；经久耐用，不易腐蚀和变色，不刺激口腔组织，无毒性。

2. 固定桥固位体设计中应注意哪些问题?

答:(1)提高固位体的固位力。基牙牙体预备时各轴面聆向聚合度不超过5°,以保证固位体有足够的固位力。

(2)固位体固位力大小应与聆力的大小、桥体的长度和桥体的曲度相适应。桥体长度越长,越弯曲,聆力越大,要求固位体的固位力大小也越大,必要时增加基牙数目来提高固位力。

(3)双端固定桥两端固位体的固位力应基本相等。一端固位体固位力不足时,可增加基牙数目。

(4)各固位体之间应有共同就位道。基牙明显倾斜时,可改变固位体设计。

(5)尽量选用全冠固位体。

(6)基牙牙冠缺损的固位体设计。牙冠缺损少时一并修复,若基牙牙冠原有充填物,固位体尽可能覆盖充填物。基牙牙冠严重缺损须经彻底根管治疗,设计桩核冠修复。

3. 固定桥设计时确定基牙数目的原则?

答:(1)以牙周膜面积决定基牙的数量,基牙牙周膜面积总和应大于缺失牙牙周膜面积的总和。

(2)以聆力比值决定基牙的数量,基牙聆力比值总和的2倍应等于或大于固定义齿的基牙与缺失牙聆力比值的总和。

实训九

金属铸造桩核技术

病例导入

　　患者，女性，48岁，36牙因大面积龋坏疼痛行根管治疗，检查36牙冠方大面积缺损，暂封，髓腔宽大，无固位型；根尖片示36牙根充恰填，根尖周未见异常；诊断为"36牙牙体缺损"。作为经治医师，应如何制定36牙修复方案？

记忆链接

1.桩的长度要求

（1）根尖 3～5mm 的根尖封闭区。

（2）桩长等于 2/3~3/4 根长。

（3）桩长大于或等于临床冠长。

（4）桩在骨内长度大于根在骨内总长度的 1/2。

2.桩的直径要求

（1）根直径的 1/4～1/3。

（2）向根尖方向逐渐缩小。

3.金属铸造桩核制作方法

（1）直接法。多用于上前牙或牙数少时。

1）常规桩核蜡型成形：用嵌体蜡在口内直接制作桩核蜡型，直接包埋铸造。

2）预成桩核蜡型成形：完成牙体及根管桩道预备后选择匹配的熔模桩插入根管内，在其上用嵌体蜡堆出核的熔模，进行包埋铸造。

（2）间接法，即印模法。完成牙体及根管桩道预备后，用硅橡胶类印模材料制取根管及邻近牙印模，人造石或超硬石膏灌注模型，转技工室在模型上制作桩核蜡型，包埋铸造后在模型上试戴合适后再转临床口内试戴。

技术操作

一、目的

（1）提供固位。牙体大面积缺损，剩余牙体组织不足，无法为充填体提供足够的固位或者无法为核材料提供足够固位时，需要利用根管内桩固位，并利用桩为核提供固位，使核与剩余牙体组织共同形成全冠预备体外形，并最终为全冠提供固位。

（2）传导应力。改变牙体内部的应力分布情况。弹性模量与牙本质接近的纤维桩，其应力分布与天然牙相似，应力集中区在牙颈部，弹性模量较高的桩如金属桩、氧化锆桩，其应力集中区转移至桩–根管壁界面，牙颈部应力降低。

（3）临床进行金属桩核牙体预备，形成桩核的固位形和抗力形。

（4）硅橡胶印模材料制取桩核印模，灌注模型，为技工室间接法制作铸造桩核提供模型。

二、操作规程

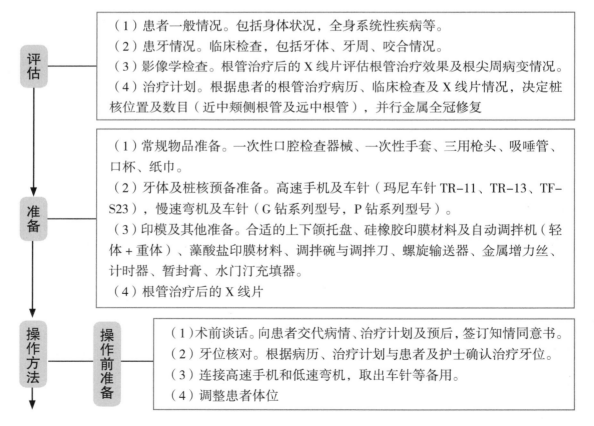

评估

（1）患者一般情况。包括身体状况，全身系统性疾病等。
（2）患牙情况。临床检查，包括牙体、牙周、咬合情况。
（3）影像学检查。根管治疗后的 X 线片评估根管治疗效果及根尖周病变情况。
（4）治疗计划。根据患者的根管治疗病历、临床检查及 X 线片情况，决定桩核位置及数目（近中颊侧根管及远中根管），并行金属全冠修复

准备

（1）常规物品准备。一次性口腔检查器械、一次性手套、三用枪头、吸唾管、口杯、纸巾。
（2）牙体及桩核预备准备。高速手机及车针（玛尼车针 TR-11、TR-13、TF-S23），慢速弯机及车针（G 钻系列型号，P 钻系列型号）。
（3）印模及其他准备。合适的上下颌托盘、硅橡胶印膜材料及自动调拌机（轻体＋重体）、藻酸盐印膜材料、调拌碗与调拌刀、螺旋输送器、金属增力丝、计时器、暂封膏、水门汀充填器。
（4）根管治疗后的 X 线片

操作方法 → **操作前准备**

（1）术前谈话。向患者交代病情、治疗计划及预后，签订知情同意书。
（2）牙位核对。根据病历、治疗计划与患者及护士确认治疗牙位。
（3）连接高速手机和低速弯机，取出车针等备用。
（4）调整患者体位

操作方法

牙体初预备

（1）去尽旧充填体、暂封物及腐质。
（2）轴壁按照金属全冠要求进行牙体预备，边缘位于龈上或齐龈。
（3）去除薄壁弱尖及悬釉。
（4）获得牙本质肩领。牙本质肩领高度≥1.5mm，厚度≥1.0mm

根管预备

（1）根据病历、X线片及桩的长度要求确定桩在根管内的长度，并在钻针上用橡皮止动片标记。
（2）根据根管粗细，选择合适的G钻，低速进钻，沿根管方向钻入，由浅入深将根管充填物带出，直至橡皮止动片标记的深度。
（3）根据根管长度、外形、直径，选择相应型号的P钻，将根管预备至预定的工作长度。
（4）根管预备过程中时刻观察患者的反应，避免侧穿等情况的发生。
（5）如果根管壁有残留牙胶，则务必清除，使根管壁表面光滑

印模制取

（1）口内注射硅橡胶轻体于患牙根管口处，同时使用螺旋输送器缓慢地将硅橡胶导入根管内，插入金属增强丝。
（2）再在根管口周围及患牙周围注满印模材料。
（3）同时托盘内注满硅橡胶重体，托盘就位，并固定。
（4）按照硅橡胶说明等待固化后，沿根管方向取下印模。
（5）检查印模：表面完整光滑，边缘清晰，无气泡，硅橡胶与增力丝无分离，无脱模。
（6）调拌藻酸盐印膜材料，制取对颌印模

根管暂封

（1）隔湿，清洁根管，吹干。
（2）根管内放置乙醇棉球，暂封膏封闭根管口

模型灌注

灌注超硬石膏模型，送技工室制作蜡型及铸造

医嘱

向患者宣教，并告知注意事项：暂时不要用患侧咀嚼，正常刷牙，注意口腔卫生，不适随诊

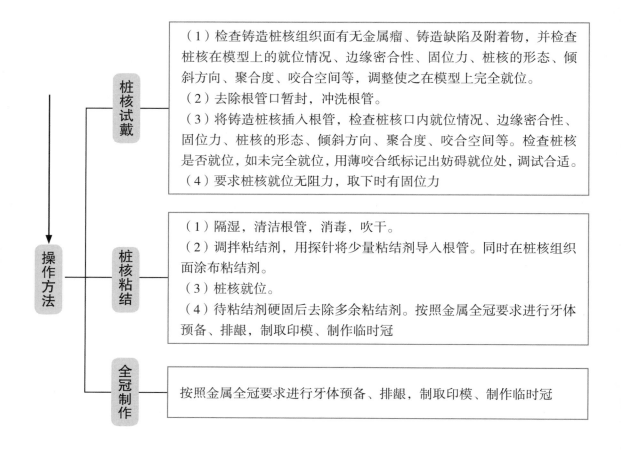

操作方法

桩核试戴
（1）检查铸造桩核组织面有无金属瘤、铸造缺陷及附着物，并检查桩核在模型上的就位情况、边缘密合性、固位力、桩核的形态、倾斜方向、聚合度、咬合空间等，调整使之在模型上完全就位。
（2）去除根管口暂封，冲洗根管。
（3）将铸造桩核插入根管，检查桩核口内就位情况、边缘密合性、固位力、桩核的形态、倾斜方向、聚合度、咬合空间等。检查桩核是否就位，如未完全就位，用薄咬合纸标记出妨碍就位处，调试合适。
（4）要求桩核就位无阻力，取下时有固位力

桩核粘结
（1）隔湿，清洁根管，消毒，吹干。
（2）调拌粘结剂，用探针将少量粘结剂导入根管。同时在桩核组织面涂布粘结剂。
（3）桩核就位。
（4）待粘结剂硬固后去除多余粘结剂。按照金属全冠要求进行牙体预备、排龈、制取印模、制作临时冠

全冠制作
按照金属全冠要求进行牙体预备、排龈、制取印模、制作临时冠

三、注意事项

（1）术前仔细复习病历并检查 X 线片，根据根管的粗细、走形、弯曲情况及根管壁的厚薄，确定桩的位置、数目、长度及根管预备的方向，避免侧穿。

（2）先用 G 钻去除牙胶，若遇到阻力，应停钻并调整钻针的方向，确保钻针尖在根管充填物内再向根端钻磨，到达预定长度后，换用尖端无切割能力的钻针，如 P 钻，可以在不增加长度的前提下有效去除根管壁的牙胶，并有效防止侧穿。

（3）尽可能地保留原根管的形状，避免预备过多而呈喇叭状，影响桩核的固位和根管壁抗力形。

（4）沿根管方向低速进钻，提拉式预备，有效去除根管壁牙胶和倒凹，并且低速可以减少根管预备时牙根温度升高所导致的牙体、牙周损害。

（5）印模制取时，硅橡胶轻体先注入至根管口处，避免阻挡视野。螺旋输送器导入时转速要慢，否则容易将印模材料打飞。

（6）如果患者牙齿周围倒凹较多，应在制取硅橡胶印模前填倒凹，印模制取过程避免使用暴力造成印模脱模或局部印模撕裂。

相关拓展

　　桩核修复成功的一个重要方面是减小修复体对于剩余根管壁的应力。铸造桩核的单根管预备使得其桩多呈圆锥体，这会降低桩核的固位力，并且锥形产生的楔力容易引起根折。如果使用镍铬合金铸造桩核，其弹性模量远大于牙本质（一般不锈钢弹性模量为200GPa左右，牙本质的弹性模量为18.6GPa，纤维桩为20～30GPa，氧化锆为250GPa），因此，对剩余牙本质的应力也很大。因此，选择金属铸造桩核时推荐用与牙本质弹性模量更接近的Ⅲ型金合金。

　　牙本质肩领的获得：临床上如果牙体组织缺损位于齐龈或者龈下，无法直接获得牙本质肩领，可以通过牙冠延长术或正畸牵引的办法来获得牙本质肩领。

测试题

一、单选题

1. 以下情况中符合桩核冠修复适应证的是（　　）

A. 根管壁侧穿

B. 根管治疗后 1 周，瘘管未闭合

C. 固定义齿基牙的残冠

D. 前牙斜折达根中 1/3 者

E. 根管弯曲细小

正确答案： C

答案解析： 桩核冠修复的适应证及时机。

2. 在桩核冠修复中最终完成的全冠修复体要覆盖的牙本质肩领高度应为（　　）

A. 0.5 ～ 1.0mm

B. 1.0 ～ 1.5mm

C. 1.5 ～ 2.0mm

D. 2.0 ～ 2.5mm

E. 2.5 ～ 3.0mm

正确答案： C

答案解析： 记忆题。

3. 桩核冠修复中，对残冠处理错误的是（　　）

A. 去除腐质

B. 去除无基釉

C. 去除薄壁弱尖

D. 尽可能保留残冠硬组织

E. 沿龈乳头切断残冠

正确答案： E

答案解析： 牙本质肩领高度 ≥ 1.5mm，厚度 ≥ 1.0mm。

4.关于铸造桩的说法中，错误的是（　　）

A.根尖封闭材料不少于 4mm

B.保证使用的铸造金属有较好的强度

C.保证桩处于牙槽骨内的长度大于根处在牙槽骨内长度的 2/3

D.桩的直径一般不超过根径的 1/3

E.保证桩的长度不小于临床牙冠的长度

正确答案：C

答案解析：记忆题。

二、名词解释

牙本质肩领　最终冠修复体的边缘应覆盖所有缺损区与原有修复体并在其边缘上方保留足够的健康牙本质，原则上核的边缘与冠边缘之间至少应有 1.5mm 的牙本质，称为牙本质肩领。

三、简答题

1.简述桩的作用。

答：（1）提供固位。牙体大面积缺损，剩余牙体组织不足，无法为充填体提供足够的固位或者无法为核材料提供足够固位时，需要利用根管内桩固位，并利用桩为核提供固位，使核与剩余牙体组织共同形成全冠预备体外形，并最终为全冠提供固位。

（2）传导应力。改变牙体内部的应力分布情况。弹性模量与牙本质接近的纤维桩，其应力分布与天然牙相似，应力集中区在牙颈部；弹性模量较高的桩如金属桩、氧化锆桩，其应力集中区转移至桩 - 根管壁界面，牙颈部应力降低。

2.简述桩的长度要求。

答：①根尖不少于 4mm 的根尖封闭区；②桩长为 2/3 ~ 3/4 根长；③桩长大于或等于临床冠长；④桩在骨内长度大于根在骨内总长度的 1/2。

参考文献

[1] 冯海兰，徐军.口腔修复学.北京：北京大学医学出版社，2009：92.

实训十

全瓷贴面的牙体预备技术

病例导入

患者，女性，28岁，自幼生活在高氟区，自觉牙齿颜色不美观，要求改善美观。根据患者主诉，进行口腔检查，诊断为"中度氟斑牙"。作为首诊医师，应为患者提供怎样的修复方案呢？

记忆链接

1.贴面和全瓷贴面　贴面修复是采用粘结技术，对牙体表面缺损、着色、变色、畸形等情况，在保存活髓、少磨牙或不磨牙的情况下，用修复材料直接或间接粘结覆盖，以恢复牙体的正常形态或改善其色泽的一种修复方法。全瓷贴面是覆盖到牙面上的薄瓷层结构，它属于间接法制作的贴面，完成牙体预备后制取印模灌注模型，在模型上制备修复体，最后粘结于牙面上，完成牙体修复。这类修复体可用于改善变色牙的颜色、改善畸形牙的形态以及关闭牙间隙等。与全瓷冠相比，全瓷贴面在保存牙体、保护牙髓方面具有明显的优越性，并且全瓷贴面在美观效果、抵抗磨损、色泽稳定性、边缘密合性、牙龈刺激性等方面优于树脂贴面，从而成为牙齿美学修复的常用方法之一。

2.适应证和禁忌证

（1）适应证。

1）牙体缺损，如釉质发育不全、龋损、外伤等因素导致的未累及牙髓的牙面或切端缺损。

2）牙体形态异常，如畸形牙、过小牙等。

3）牙体排列异常，如轻度错位牙、扭转牙、前牙散在间隙等，而患者不接受正畸治疗者。

4）牙体颜色异常，如四环素牙、氟斑牙等。

（2）禁忌证。

1）上颌牙严重唇向错位、移位、严重舌向错位、反𬌗；严重深覆𬌗、下颌牙唇面严重磨损无间隙者。

2）牙间隙过大、牙列严重拥挤排列不齐、中线过度偏移。

3）有夜磨牙或咬异物等不良习惯者。

4）牙齿缺损较大或重度釉质发育不全者。

3. 全瓷贴面牙体预备原则

（1）尽量减少牙体预备量，牙体预备应尽量控制在釉质层。

（2）牙体预备应均匀适量，要保证贴面有一定的厚度，有足够修复空间来形成修复体的正常外形。

（3）预备体应圆滑、避免出现尖锐的线角，无倒凹影响贴面就位。预备体边缘呈光滑连续浅凹形，边缘线应位于釉质层以利于边缘封闭，并尽量位于易清洁区。

（4）龈边缘最理想的是无角肩台，位置可齐龈或稍位于龈下。

（5）应有足够的釉质粘结面以提供有效的粘结。

技术操作

一、目的

针对牙体表面缺损、着色牙、变色牙、畸形牙、牙间隙等，采用全瓷贴面修复技术恢复牙体的正常形态、改善牙齿颜色，完成前牙美学修复。通过学习掌握全瓷贴面适应证的选择、牙体预备的原则、操作方法和全瓷贴面的修复过程。

二、操作规程

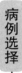
病例选择

（1）患者全身情况：体健，否认全身系统性疾病，否认药物过敏史。
（2）临床检查：全口牙齿散在的白垩色斑点或斑块，个别部位可见棕染，釉质表面完整；未见龋坏；中线齐；覆𬌗覆盖正常；牙龈颜色质地正常。
（3）影像学检查：根尖片示前牙区牙根及牙周膜未见异常

术前准备

（1）器材准备：一次性口腔检查器械、防护镜、高速手机、车针、硅橡胶印模材、藻酸盐印模材、排龈刀、排龈线、比色板、金刚砂条等。

（2）操作前准备：①牙位核对，术前确认治疗牙位；②术前谈话，与患者沟通，告知治疗方案及预期效果，签订知情同意书；③照相

操作方法

唇面预备

（1）唇面预备分两个平面进行，龈端 1/3~1/2 和切端 1/2~2/3。颈部釉质很薄，一般颈部预备 0.3~0.5mm，切端预备 0.5~0.8mm。依据患牙染色程度使用不同的预备量。

（2）首先用金刚砂深度指示车针在颈部制成 0.3~0.5mm 的指示沟、切端制成 0.5~0.8mm 的指示沟，然后用圆头锥形车针分别去除龈端 1/2 和切端 1/2 的指示沟之间的剩余牙体组织，最后用车针圆形末端在齐龈或龈上 0.5mm 的位置形成小的无角肩台，形成龈缘的初步形态。使用金刚砂深度指示车针能够有效控制牙体预备量

邻面预备

（1）邻面预备是唇面预备的延续，邻面的预备要保证有足够的预备量，但不应该破坏邻接区，最多可进入邻接区 1mm，同时应使用金刚砂条锉开少许邻接区，以便代型锯开时不破坏邻面。

（2）邻面的预备一般位于邻接点的稍前方，如需要恢复邻接关系则应超过邻接点止于舌侧。

（3）预备邻面时务必使车针长轴与牙体长轴保持一致

切端预备

（1）切端有 3 种预备形式：第一种，唇面预备终止到切缘，切端长度保持不变，即为开窗型；第二种，切缘少量预备或磨短，瓷覆盖切缘形成端对端接触，即为对接型；第三种，切缘少量预备或磨短，且预备至舌面切端下缘 1mm 左右，在舌面形成终止线，即为包绕型。

（2）第一种切端不需要磨短。后两种根据切端是否需要加长决定切端磨除量，不需要加长时切端约磨除 1mm。磨除时使用已知直径的车针做深度指示，然后用圆头锥形车针去除指示沟之间的牙体组织

舌侧预备

只有包绕型涉及切端舌侧的预备，舌侧的边缘线处在舌面切端下 1~3mm 的位置，距正中咬合接触区至少 1mm，与邻面边缘线顺接。使用圆头锥形车针形成 0.5mm 深的无角肩台，保持车针与舌面平行

龈缘预备

（1）肩台可位于龈下 0.5mm 或齐龈。齐龈肩台简便可视，不刺激牙龈；龈下肩台美观，需排龈。

（2）使用圆头锥形车针形成 0.3~0.5mm 的无角肩台，要求光滑连续，牙体预备在釉质层完成。一般预备量 0.3~0.5mm

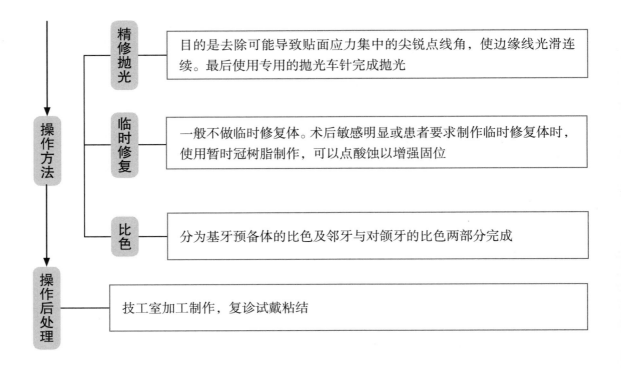

操作方法

精修抛光 — 目的是去除可能导致贴面应力集中的尖锐点线角，使边缘线光滑连续。最后使用专用的抛光车针完成抛光

临时修复 — 一般不做临时修复体。术后敏感明显或患者要求制作临时修复体时，使用暂时冠树脂制作，可以点酸蚀以增强固位

比色 — 分为基牙预备体的比色及邻牙与对颌牙的比色两部分完成

操作后处理 — 技工室加工制作，复诊试戴粘结

三、注意事项

（1）贴面修复前，凡有龈炎者应先进行牙周治疗。

（2）适应证的选择应谨慎。

（3）严格按照粘结技术各步骤的要求进行操作，粘结完成后要注意咬合关系，检查正中、侧方和前伸时有无早接触和𬌗干扰，应尽量减轻𬌗力，消除早接触。

（4）贴面修复牙间隙，应注意美观协调，必要时可先考虑正畸治疗。对于间隙不协调者可以利用材料折光和视角差增加或减少牙齿突度、雕塑发育沟等方法来改善。

相关拓展

全瓷贴面牙体预备量的影响因素

（1）牙齿的相对位置。当牙舌侧倾斜时，磨除量少；而当牙排列位置略靠唇颊侧时，磨除量多。

（2）染色牙遮色的必要。对于染色较重的牙，唇侧预备量要较正常颜色的牙适当增加，若不能达到有效遮盖，更改设计为全冠修复。

（3）是否有牙间隙。牙间隙的存在往往可以减少预备量。

（4）肩台的位置。龈上肩台预备相对简单，预备量少，易于清洁，有利于牙周健康。龈下肩台美观，预备略难，预备量多，对牙龈的刺激性相对大。

（5）患者美观要求。要在牙体预备前了解患者对美观与颜色的要求和态度，它影响到遮色的程度、效果以及边缘位置的放置。

测试题

一、单选题

1. 下面哪种情况不宜做贴面修复（ ）

A. 氟斑牙

B. 轻度扭转牙

C. 畸形牙

D. 咬合紧，夜磨牙

正确答案：D

答案解析：夜磨牙患者，同时咬合又紧，贴面易损坏和脱落。

2. 贴面修复的龈边缘的位置应为（ ）

A. 龈下 1~2mm

B. 齐龈或龈下 0.5mm

C. 龈上 0.5mm

D. 龈上 1mm

正确答案：B

答案解析：贴面的龈边缘可位于龈下 0.5mm 或齐龈。齐龈肩台简便可视，不刺激牙龈。龈下肩台美观，需排龈。

3. 贴面预备的肩台制备形式为（ ）

A. 90º 肩台

B. 135º 肩台

C. 0.5mm 的有角肩台

D. 0.3mm 的无角肩台

正确答案：D

答案解析：使用圆头锥形车针形成 0.3~0.5mm 的无角肩台，要求光滑连续。

4. 贴面修复切端的 3 种形式中切端长度保持不变的是（ ）

A. 开窗型

B. 对接型

C．包绕型

D．开窗型和对接型

正确答案：A

答案解析：贴面修复切端的 3 种形式中切端不需磨短的是开窗型，对接型和包绕型切端需少量预备或磨短。

二、名词解释

贴面修复 贴面修复是采用粘结技术，针对牙体表面缺损、着色、变色、畸形等，在保存活髓、少磨牙或不磨牙的情况下，用修复材料直接或间接粘结覆盖，以恢复牙体的正常形态或改善其色泽的一种修复方法。

三、判断题

1.贴面的预备大多在牙本质层完成。

正确答案：错

答案解析：尽量减少牙体预备量，牙体预备应尽量控制在釉质层。同时应有足够的釉质粘结面以提供有效的粘结。

2.贴面修复切端预备的 3 种形式中，包绕型涉及切端舌侧的预备，舌侧的边缘线处在舌面切端下 1~3mm 的位置，位于正中咬合接触区上。

正确答案：错

答案解析：包绕型切端舌侧的边缘线处在舌面切端下 1~3mm 的位置，距正中咬合接触区至少 1mm。

四、简答题

1.简述贴面修复的适应证。

答：（1）牙体缺损，如釉质发育不全、龋损、外伤等因素导致的未累及牙髓的牙面或切端缺损。

（2）牙体形态异常，如畸形牙、过小牙等。

（3）牙体排列异常，如轻度错位牙、扭转牙、前牙散在间隙等，患者不接受正畸治疗。

（4）牙体颜色异常，如四环素牙、氟斑牙等。

2.简述贴面修复的牙体预备原则。

答：（1）尽量减少牙体预备量，牙体预备应尽量控制在釉质层。

（2）牙体预备应均匀适量，要保证贴面有一定的厚度，有足够修复空间来保证修复体的正常形态。

（3）预备体应圆滑、避免出现尖锐的线角，无倒凹影响贴面就位。预备体边缘呈光滑连续浅凹形，边缘线应位于釉质层以利于边缘封闭，并尽量位于易清洁区。

（4）龈边缘最理想的是无角肩台，位置可齐龈或稍位于龈下。

（5）应有足够的釉质粘结面以提供有效的粘结。

参考文献

[1] 冯海兰,徐军.口腔修复学.北京:北京大学医学出版社,2005：96-104.

[2] 马轩祥,赵铱民.口腔修复学.5版.北京:北京人民卫生出版社,2006：408.

[3] 巢永烈.口腔修复学.北京:人民卫生出版社,2006：15.

[4] 姚江武,麻健丰.口腔修复学.3版.北京:人民卫生出版社,2015：204.

实训十一

全瓷贴面的粘结技术

病例导入

　　患者，女性，28岁，自幼生活在高氟区，自觉牙齿颜色不美观，要求改善美观。根据患者主诉，进行口腔检查，诊断"中度氟斑牙"。患者选择全瓷贴面修复，现修复体已加工制作完成。瓷贴面应如何操作才能获得最佳的修复效果和粘结效果？

记忆链接

　　1. 全瓷贴面的粘结机制　全瓷贴面的粘结机制主要为牙齿与瓷贴面的表面处理以及硅烷偶联剂的应用。牙釉质和牙本质经磷酸酸蚀后牙齿表面形成蜂窝状孔隙层，粘结树脂固化其中形成树脂突，起到机械锁合作用。瓷贴面经氢氟酸酸蚀后瓷表面形成许多微孔凹陷，加强瓷和树脂之间的机械嵌合作用。硅烷偶联剂的作用是使瓷中的二氧化硅 SiO_2 与树脂中的 Bis-GMA 聚合体间产生一定的化学结合，并能使瓷与树脂之间的间隙变小。酸蚀和硅烷化能有效促进瓷贴面的粘结。

　　2. 全瓷贴面的粘结类型　全瓷贴面的粘结主要分为牙釉质粘结和牙本质粘结。瓷贴面牙体预备主要发生在牙釉质层，适用于改变颜色的氟斑牙、四环素牙、变色牙等。牙体预备量大则牙本质暴露，适用于需要改变形态的牙体较大面积缺损，如冠折、龋坏等。牙釉质粘结剂分为全酸蚀粘结剂和自酸蚀粘结剂。

技术操作

一、目的

熟悉全瓷贴面的粘结机制、粘结的操作步骤和要点。

二、操作规程

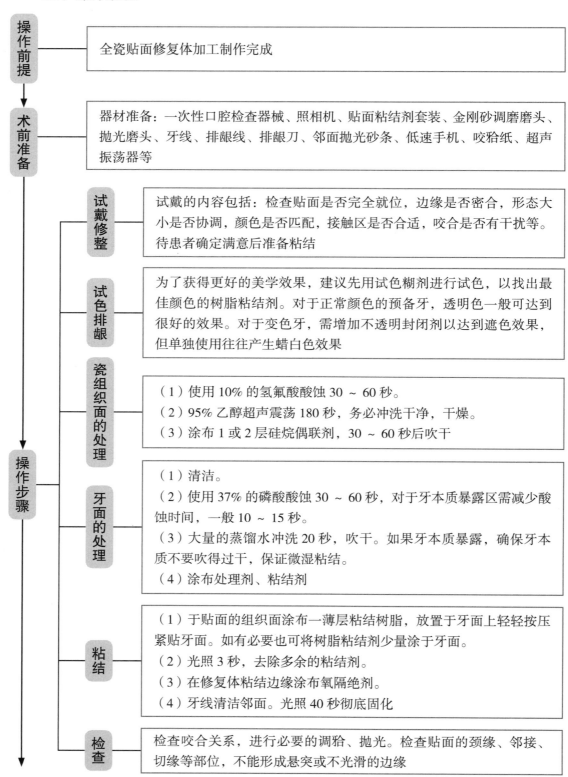

操作前提	全瓷贴面修复体加工制作完成

术前准备

器材准备：一次性口腔检查器械、照相机、贴面粘结剂套装、金刚砂调磨磨头、抛光磨头、牙线、排龈线、排龈刀、邻面抛光砂条、低速手机、咬𬌗纸、超声振荡器等

操作步骤

试戴修整

试戴的内容包括：检查贴面是否完全就位，边缘是否密合，形态大小是否协调，颜色是否匹配，接触区是否合适，咬合是否有干扰等。待患者确定满意后准备粘结

试色排龈

为了获得更好的美学效果，建议先用试色糊剂进行试色，以找出最佳颜色的树脂粘结剂。对于正常颜色的预备牙，透明色一般可达到很好的效果。对于变色牙，需增加不透明封闭剂以达到遮色效果，但单独使用往往产生蜡白色效果

瓷组织面的处理

（1）使用 10% 的氢氟酸酸蚀 30 ~ 60 秒。
（2）95% 乙醇超声震荡 180 秒，务必冲洗干净，干燥。
（3）涂布 1 或 2 层硅烷偶联剂，30 ~ 60 秒后吹干

牙面的处理

（1）清洁。
（2）使用 37% 的磷酸酸蚀 30 ~ 60 秒，对于牙本质暴露区需减少酸蚀时间，一般 10 ~ 15 秒。
（3）大量的蒸馏水冲洗 20 秒，吹干。如果牙本质暴露，确保牙本质不要吹得过干，保证微湿粘结。
（4）涂布处理剂、粘结剂

粘结

（1）于贴面的组织面涂布一薄层粘结树脂，放置于牙面上轻轻按压紧贴牙面。如有必要也可将树脂粘结剂少量涂于牙面。
（2）光照 3 秒，去除多余的粘结剂。
（3）在修复体粘结边缘涂布氧隔绝剂。
（4）牙线清洁邻面。光照 40 秒彻底固化

检查

检查咬合关系，进行必要的调𬌗、抛光。检查贴面的颈缘、邻接、切缘等部位，不能形成悬突或不光滑的边缘

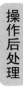

操作后处理

照相，开术后医嘱，嘱患者定期复查

三、注意事项

（1）严格隔湿，避免粘结界面被唾液、血液等污染。

（2）严格按照粘结技术各步骤的要求进行操作，粘结完成后要注意咬合关系，检查正中、侧方和前伸时有无早接触，应尽量减轻𬌗力，消除早接触。

（3）多余的粘结剂必须去除干净，以防止刺激牙龈。

相关拓展

粘结效果的影响因素

（1）粘结面的处理。酸蚀和硅烷化是有效的粘结界面处理方法。

（2）粘结剂的厚度。粘结剂过厚和过薄都会降低粘结强度和抗剪切强度，理想的粘结剂厚度应小于 $50\mu m$。

（3）固化方式。分为化学固化、光固化和双重固化。光固化应用广泛。

（4）口内粘结环境。隔湿和排龈是粘结前的重要环节。

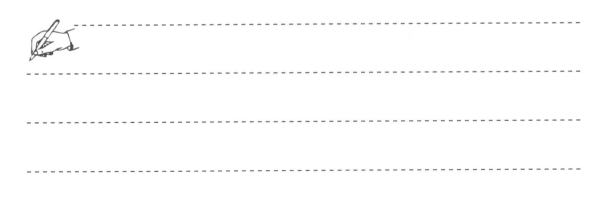

测试题

一、单选题

关于全瓷贴面的粘结技术，以下描述错误的是（　　）

A. 贴面粘结完成后可进行调𬌗

B. 粘结剂的厚度越厚越好，可增加其粘结强度

C. 全瓷贴面组织面使用氢氟酸酸蚀，牙面使用磷酸酸蚀

D. 贴面粘结剂的固化方式多为光固化

正确答案： B

答案解析： 粘结剂过厚和过薄都会降低粘结强度和抗剪切强度，理想的粘结剂厚度应小于 $50\mu m$。

二、判断题

贴面的粘结界面可以有少量的唾液，有利于牙本质湿粘结。

正确答案： 错

答案解析： 隔湿干燥不良、粘结界面被唾液、血液污染是导致粘结失败的重要原因。

三、简答题

简述全瓷贴面的粘结机制。

答：全瓷贴面的粘结机制包括牙和瓷贴面的表面处理以及硅烷偶联剂的应用。牙釉质和牙本质经磷酸酸蚀后可在牙表面形成蜂窝状孔隙层，粘结树脂固化其中形成树脂突，起到机械锁合作用。瓷贴面经氢氟酸酸蚀后在瓷表面形成许多微孔凹陷，加强瓷与树脂之间的机械嵌合作用。硅烷偶联剂的作用是使瓷中的 SiO_2 与树脂中的 Bis-GMA 聚合体间产生一定的化学结合，并能使瓷和树脂之间的间隙变小。酸蚀和硅烷化能有效促进瓷贴面的粘结。

参考文献

[1] 冯海兰，徐军. 口腔修复学. 北京：北京大学医学出版社，2005：96-104.

[2] 徐恒昌. 口腔材料学. 北京：北京大学医学出版社，2005：155.

实训十二

后牙嵌体的牙体预备

记忆链接

嵌体是一种嵌入牙体内部、用以恢复牙体缺损形态和功能的修复体。

经检查患牙的牙体缺损情况，了解缺损对邻牙、对颌牙有无影响，并拍摄 X 线片判断缺损部位的大小、位置以及牙髓情况、髓角位置后，先做好嵌体修复设计，才可进行牙体预备。步骤如下。

（1）去尽腐质。为消除细菌感染，终止龋损进展，要将感染坏死的牙体组织彻底去除，脱矿层抗力不足，但为避免露髓可适量保留。

（2）预备具有固位形和抗力形的洞形：应先用咬合纸仔细检查咬合接触关系，确定𬌗面的边缘设计位置能与正中接触点保持 1mm 的距离。用钨钢裂钻或金刚砂平头锥台形车针从𬌗面缺损或龋坏最宽处入手，根据缺损的深度与缺损边缘的位置形成𬌗面部分的洞形，同时去除悬釉，颊舌向的扩展应尽量保守以保证颊舌壁的抗力形。如𬌗面洞形最深处近髓，应该垫底形成平面。取印模前对外形轮廓进行修整，使各线角圆钝。

如缺损波及邻面，则需预备邻𬌗洞形。在进入邻面的缺损预备时，注意不要伤及邻牙，根据邻面缺损的宽度形成箱形，箱形洞缘的龈阶和颊舌壁应在邻面接触区外，龈阶的宽度为 1mm。邻面洞缘应与邻牙间有间隙以便取印模时印模材料进入。

技术操作

一、目的

（1）掌握后牙嵌体的牙体预备原则。

（2）掌握后牙嵌体的牙体预备步骤与技术。

（3）了解增加嵌体固位及抗力的方法。

二、操作规程

准备

（1）器材准备：一次性口腔检查器械、一次性漱口杯、一次性手套、高速手机、车针等。

（2）医嘱：预备前告知患者操作过程可能出现的不适，指导患者保持身体和头部位置稳定，在患者知情同意下选择嵌体修复的材料

操作步骤

调整体位

预备下颌磨牙时，医师位于患者右前方，患者的下颌与医师的上臂中份大致相平，张口时下颌牙弓的𬌗平面与地平面平行

去腐

扩大龋洞，去除无基釉，去净龋坏组织

预防性扩展

适当扩大洞形，为防止继发龋，可将洞形扩大，包括邻近的沟、裂、点隙，使洞壁处于正常的牙体硬组织内。预备洞形时应尽可能保护洞壁和𬌗边缘，注意保持这些部位的抗力形。洞的外形应制成圆钝的曲线形

制备固位形抗力形

洞的深度一般应大于 2mm。浅洞的洞底应预备成平面，以增强嵌体固位力。洞深者不必强求洞底平面，应以去除龋坏组织、保护牙髓为主，可根据缺损深浅不同预备成不同深度的洞底平面。所有轴壁均应相互平行或向外展 2°~5°，并与嵌体就位道一致，洞缘以柱状砂石或金刚砂车针预备成 45° 斜面

> 考点提示：
> 增加抗力及固位的方法

制备固位形

根据需要可在片切面制备箱状洞形、邻沟或小肩台。可加用𬌗面鸠尾固位形（鸠尾颊部宽度不大于𬌗面1/2），或轴壁上加钉、沟固位形。也可采取钉、面固位形相结合的方式

精修

最后精修出点、线、角，完成牙体预备

印模制取

排龈，制取印模

操作后处理

告知患者术后注意事项

三、注意事项

（1）应去尽腐质，与牙体牙髓病学治疗时的要求是一致的，如累及牙髓则需先行根管治疗术。

（2）嵌体洞形只能有一个就位道，轴壁之间应彼此平行，要求洞形外展不超过6°，任一壁上都不能有倒凹，否则嵌体将无法就位。

（3）嵌体的洞形多数情况下应该在洞缘处做45°洞缘斜面。

（4）可有辅助固位形，采用箱形、鸠尾、针形、沟形等辅助固位形，用以帮助某些固位力不足的洞形增加某一方向的固位力。

相关拓展

1. 嵌体修复体的微漏分析 热循环处理IPS-EmpressII瓷嵌体的微漏值最小，树脂组的微漏值大于瓷嵌体组及金嵌体。金合金用松风玻璃离子和松风羧酸锌水门汀粘结微漏值比用登士柏Poly-F磷酸锌水门汀粘结微漏值小。

2. 嵌体部分冠修复老年人后牙大面积缺损的临床观察 经1~3年的随访观察，根据主诉与检查，67颗患牙经修复后满意，成功率90.5%，失败原因主要为制作精确度差导致的固位力差、继发龋、食物嵌塞等从而导致修复体脱落以及患牙根尖和牙龈的炎症。结论：嵌体部分冠是修复老年人后牙舌侧以及近中、远中大面积缺损的一种经济、美观而有效的方法，准确的牙体预备和制作，是修复体成功的重要前提。

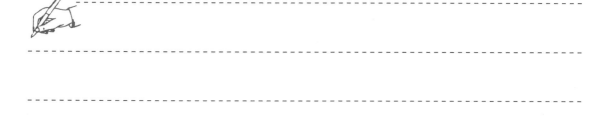

测试题

一、单选题

1. 牙体缺损修复的抗力形要求主要是指（　　）

A. 修复体在口腔中能抵抗各种外力而不移位

B. 修复体在口腔中能抵抗各种外力而不破坏

C. 患牙能抵抗修复体戴入的力而不折裂

D. 修复体和患牙均能抵抗𬌗力的作用而不被破坏

E. 将患牙制备成一定的面、洞、沟以增加患牙的牢固度

正确答案： D

答案解析： 记忆题。

2. 为防止产生继发龋，固定修复体设计应考虑（　　）

A. 必须覆盖点隙裂沟及脆弱的牙体组织

B. 尽量与牙体组织密合无悬突

C. 适当扩大外展隙

D. 边缘应扩展到自洁区

E. 以上都应考虑

正确答案： E

答案解析： 去腐是嵌体预备的第一步，必须覆盖点隙窝沟及脆弱的牙体组织，尽量与牙体组织密合无悬突，边缘应扩展到自洁区，适当扩大外展隙，有效防止继发龋的产生。

3. 制作合金嵌体，牙体预备洞形的特征是（　　）

A. 洞形无倒凹，底平壁直

B. 洞壁预备成小于 2° 的外展，洞缘不做斜面

C. 洞壁预备成小于 6° 的外展，洞缘形成斜面

D. 洞壁预备成小于 6° 的外展，洞缘无斜面

E. 洞壁预备成大于 6° 的外展，洞缘长斜面

正确答案： C

答案解析：制作合金嵌体的牙体预备要求为洞壁预备成小于6°的外展，洞缘形成斜面。

二、名词解释

1. **嵌体**　嵌体是一种嵌入牙体内部，用以恢复牙体缺损形态和功能的修复体或冠内固位体。

2. **固位形**　固位形指为了使修复体在行使功能时不致从患牙上脱落，需在患牙上磨除一定的牙体组织，形成面、钉、洞、沟等有利于固位的形状。

3. **抗力形**　抗力形指将牙体预备成一定的形状，使修复体和患牙均能承受咀嚼压力而不致被破坏。

三、简答题

嵌体预备洞缘斜面的目的？

答：（1）去除无基釉，预防釉质折断。

（2）增加嵌体的洞缘密合性与封闭作用。

（3）避开咬合接触，防止应力集中。

参考文献

[1] 刘玉华, 尹亚梅. 嵌体修复体的微漏分析. 口腔颌面修复学杂志, 2003, 4（2）: 116-118.

[2] 王燕一, 宁江海, 刘洪臣, 等. 嵌体部分冠修复老年人后牙大面积缺损的临床观察. 中华老年口腔医学杂志, 2004, 2（1）: 22-23.

实训十三

可摘局部义齿𬌗支托凹的预备

扫描二维码，观看操作视频

记忆链接

　　牙列缺损是指在上下颌牙列内的不同部位有不同数目的牙齿缺失,牙列内同时有不同数目的天然牙存在。牙列缺损是口腔修复临床常见、多发性缺损畸形。牙列缺损的常规修复方法有可摘局部义齿和固定局部义齿。可摘局部义齿是利用天然牙与基托下黏膜及骨组织作支持,依靠义齿的固位体和基托来固位,用人工牙恢复缺失牙的形态和功能,用基托材料恢复缺损的牙槽嵴及软组织形态,患者能够自行摘戴的一种修复体。

　　可摘局部义齿要取得良好的修复效果既要有美观的外形,又要能发挥良好的功能;既坚固耐用,又不会对患者造成不良后果。要达到这些要求,除选择用材和制作工艺外,义齿的设计至关重要。合理的义齿设计必须遵循一定的设计原理、原则和要求:适当地恢复咀嚼功能、保护口腔组织的健康、义齿应有良好的固位和稳定作用、舒适、美观、坚固耐用、容易摘戴。

　　𬌗支托凹是可摘局部义齿伸向基牙𬌗面产生支持作用的金属部分。为了使𬌗支托不妨碍上下颌牙的咬合,使𬌗力能顺牙体长轴方向传递,需在基牙𬌗面的相应部位预备安置𬌗支托的𬌗支托凹。

技术操作

一、目的

（1）掌握可摘局部义齿𬌗支托凹的预备原则。

（2）掌握𬌗支托凹的预备方法与技术。

二、操作规程

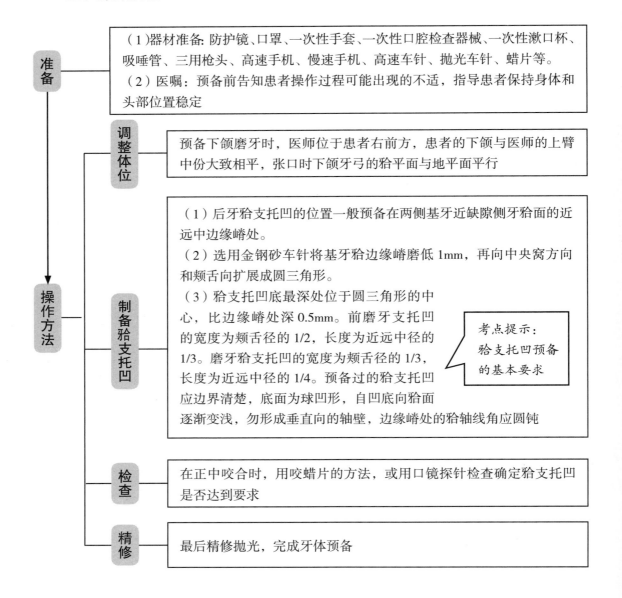

准备

（1）器材准备：防护镜、口罩、一次性手套、一次性口腔检查器械、一次性漱口杯、吸唾管、三用枪头、高速手机、慢速手机、高速车针、抛光车针、蜡片等。

（2）医嘱：预备前告知患者操作过程可能出现的不适，指导患者保持身体和头部位置稳定

操作方法

调整体位

预备下颌磨牙时，医师位于患者右前方，患者的下颌与医师的上臂中份大致相平，张口时下颌牙弓的𬌗平面与地平面平行

制备𬌗支托凹

（1）后牙𬌗支托凹的位置一般预备在两侧基牙近缺隙侧牙𬌗面的近远中边缘嵴处。

（2）选用金钢砂车针将基牙𬌗边缘嵴磨低1mm，再向中央窝方向和颊舌向扩展成圆三角形。

（3）𬌗支托凹底最深处位于圆三角形的中心，比边缘嵴处深0.5mm。前磨牙支托凹的宽度为颊舌径的1/2，长度为近远中径的1/3。磨牙𬌗支托凹的宽度为颊舌径的1/3，长度为近远中径的1/4。预备过的𬌗支托凹应边界清楚，底面为球凹形，自凹底向𬌗面逐渐变浅，勿形成垂直向的轴壁，边缘嵴处的𬌗轴线角应圆钝

> 考点提示：
> 𬌗支托凹预备的基本要求

检查

在正中咬合时，用咬蜡片的方法，或用口镜探针检查确定𬌗支托凹是否达到要求

精修

最后精修抛光，完成牙体预备

三、注意事项

（1）若咬合紧，且对颌牙伸长者，可对上下牙同时进行预备，并可多磨对颌牙。

（2）𬌗支托凹的位置尽量利用上下牙咬合状态时的天然间隙，也可设在不妨碍咬合接触处。

（3）在保证铸造𬌗支托强度的前提下，尽量少磨牙体组织。

（4）预备过程中要随时注意患者反应，避免造成牙本质过敏，不要勉强磨出𬌗支托凹。已造成过敏者，应给予脱敏治疗。

（5）注意手的支点及对软组织的保护。

相关拓展

1. 影响卡环固位力的因素　卡环是目前可摘局部义齿设计中应用较为广泛的固位体。富有弹性的卡环臂伸入基牙倒凹区从而获得固位效果，而影响卡环固位力大小的因素主要有：①摩擦系数；②倒凹深度；③制作卡环材料的特性；④卡环臂的锥度、断面与长度；⑤卡环进入倒凹的方向。在获得理想固位力的同时，能够尽量保护基牙的牙周组织健康，是合理设计卡环的基本原则。

2. 游离端可摘局部义齿基牙牙槽骨及剩余牙槽骨改变的 2 年追踪观察　在保护剩余牙槽骨方面，RPA 型卡环设计优于 RPI 和 Aker 卡环；在保护末端基牙颊舌侧牙槽嵴顶的健康方面，RPA 型优于 Aker 卡环组；在保护末端基牙近、远中牙槽嵴顶，避免其吸收的方面，采用近中𬌗支托设计的卡环（RPA 和 RPI 卡环）要优于远中𬌗支托设计的卡环（Aker 卡环）。

测试题

一、单选题

1.可摘局部义齿𬌗支托的作用是（　　）

A.支持作用，防止义齿下沉

B.固位作用，防止义齿下沉

C.环抱作用，防止义齿侧方移位

D.稳定作用，防止义齿翘动

E.支持作用，防止义齿侧方移位

正确答案： A

答案解析： 记忆题。

2.可摘局部义齿𬌗支托的方向应是（　　）

A.与义齿的就位道垂直

B.与𬌗方向平行

C.与基牙长轴平行

D.与基牙长轴成 90°或 110°

E.与𬌗面垂直

正确答案： D

答案解析： 减少对基牙的扭力。

3.可摘局部义齿一般以两端基牙长轴交角的平分线方向作为共同就位道的方向，其目的是（　　）

A.使模型向后倾斜，增加基牙远中面倒凹

B.减小前后基牙的倒凹

C.平均前后基牙的倒凹

D.在垂直方向设计模型

E.使义齿就位和脱位形成制锁作用

正确答案： C

答案解析： 均凹法调整共同就位道。

4.关于游离端义齿设计近中𬌗支托的优点，下列哪种提法不正确（   ）

A. 可少磨牙体组织

B. 对基牙造成的扭力小

C. 对基牙远中软组织引起的损害小

D. 对基牙有应力中断作用

E. 近中支托和其小连接体起舌侧对抗卡环臂作用并可防止游离端义齿向远中移位

正确答案： A

答案解析： 游离端义齿设计近中𬌗支托，可以减小对基牙造成的扭力，对基牙远中软组织引起的损害小，对基牙有应力中断作用。

二、名词解释

1. **牙列缺损**　牙列缺损是指在上下颌牙列内的不同部位有不同数目的牙齿缺失，牙列内同时有不同数目的天然牙存在。牙列缺损是口腔修复临床常见和多发性缺损畸形。

2. **可摘局部义齿**　可摘局部义齿是利用天然牙、基托下黏膜及骨组织作支持，依靠义齿的固位体和基托来固位，用人工牙恢复缺失牙的形态和功能，用基托材料恢复缺损的牙槽嵴及软组织形态，患者能够自行摘戴的一种修复体。

三、简答题

𬌗支托凹预备的基本原则包括哪些？

答：（1）𬌗支托凹一般预备在缺隙两侧基牙𬌗面的近、远中边缘嵴处，尖牙的舌隆突以及切牙的切端处。

（2）若上下颌牙咬合过紧，或对颌牙伸长，或牙𬌗面因磨损而致牙本质暴露出现牙本质过敏者，则不应勉强磨出𬌗支托凹，可以改变𬌗支托常规位置，放置在不妨碍咬合接触的𬌗面如上颌牙的颊沟区、下颌牙的舌沟区等。

（3）𬌗支托凹的位置尽量利用上下颌牙咬合状态时的天然间隙，以达到尽量少磨牙的目的。

（4）必要时可磨改对颌牙，以保证𬌗支托凹有足够间隙。但不应磨除过多牙体组织。

参考文献

[1] 葛起敏.影响卡环固位力的因素.口腔材料器械杂志，2001，10（4）：209-212.

[2] 春玲，王新知，张刚，等.游离端可摘局部义齿基牙牙槽骨及剩余牙槽骨改变的两年追踪观察 [J].现代口腔医学杂志，2003，17（6）：524-526.

实训十四

全口义齿的印模制取技术

扫描二维码，观看操作视频

病例导入

患者，女性，70岁，全口无牙12年，原义齿使用5年，现因咀嚼效率低，要求更换义齿。根据患者主诉、临床检查，诊断为"牙列缺失"。作为经治医师，应如何进行全口义齿修复？

记忆链接

采取印模是制作全口义齿的第一步。印模是用可塑性印模材料取得的上下无牙颌牙槽嵴和周围软硬组织的阴模。准确的印模，要能反映口腔解剖形态和周围组织生理功能活动范围，以便使基托与口腔黏膜高度密合，获得边缘封闭，从而取得全口义齿良好的固位。

1. 印模的分类　根据取印模的次数分为一次印模法和二次印模法。

（1）一次印模是用合适的成品托盘及藻酸盐印模材料或热塑性印模材料一次完成工作印模的方法。如果托盘合适，且用蜡或印模膏做适当托盘边缘修整，操作者技术又熟练，可一次完成工作印模。虽然这种方法简单，但一般没有合适的成品托盘，且同时要做唇、颊、舌的肌功能整塑，难以掌握。

（2）二次印模法又称联合印模法，由初印模和终印模组成，是在患者口中制取两次印模后完成工作印模的方法。此种方法虽然操作复杂，但容易掌握，所取的印模比较准确，在临床上应用普遍。先用印模膏或藻酸盐印模材料制取初印模，用该印模灌注石膏模型，在其上制作个别托盘，然后再用终印模材料（流动性好的印模材料，如藻酸盐印模材料、硅橡胶等）取得精确度高的终印模。

2. 印模的要求

（1）精确的组织解剖形态。印模应获得精确的义齿承托部位的组织解剖形态，以保证义齿基托与支持组织密合，有良好的固位力。由于口腔的各部分组织具有各自不同的解剖特点，缺牙时间不一致，且牙槽嵴各部位吸收不均匀而高低不平。在采取印模时，要使用正确的材料和方法，并应注意压力要均匀，否则会影响印模的准确性。在有骨突、骨嵴、血管、神经的部位，应缓冲压力。对于组织活动性较大的部位，如上颌前部松软黏膜，操作时应防止压力过大而使其变形。

（2）适度的伸展范围。印模范围的大小，决定全口义齿基托的大小。在不妨碍黏膜皱襞、系带以及软腭等部位功能活动的条件下，应充分伸展印模边缘，以便充分扩大基托的接触面积。

（3）周围组织的功能形态。要采取功能性印模，取印模时，在印模材料可塑期内进行肌肉功能整塑，由患者自行进行或在医师帮助下，唇、颊和舌做各种动作，塑造出印模的唇、颊、舌侧边缘，与功能运动时的黏膜皱襞和系带相吻合。以便所形成的义齿基托边缘与运动时黏膜皱襞和系带相吻合，防止空气进入基托与无牙颌的组织面之间，达到良好的边缘封闭。

技术操作

一、目的

（1）掌握合格印模的要求。

（2）掌握二次印模法制取全口义齿印模的操作步骤及要求。

（3）了解灌注及修整模型的方法。

二、操作规程

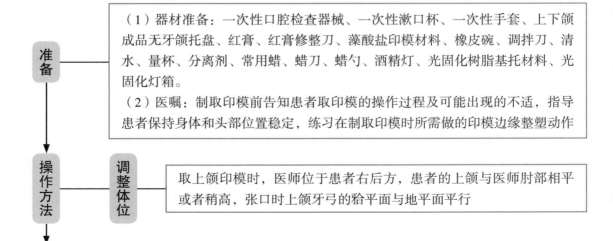

准备

（1）器材准备：一次性口腔检查器械、一次性漱口杯、一次性手套、上下颌成品无牙颌托盘、红膏、红膏修整刀、藻酸盐印模材料、橡皮碗、调拌刀、清水、量杯、分离剂、常用蜡、蜡刀、蜡勺、酒精灯、光固化树脂基托材料、光固化灯箱。

（2）医嘱：制取印模前告知患者取印模的操作过程及可能出现的不适，指导患者保持身体和头部位置稳定，练习在制取印模时所需做的印模边缘整塑动作

操作方法 → **调整体位**

取上颌印模时，医师位于患者右后方，患者的上颌与医师肘部相平或者稍高，张口时上颌牙弓的𬌗平面与地平面平行

操作方法	托盘的选择	按照患者牙弓的大小、形状及牙槽嵴的高度选择托盘。托盘与牙弓内外侧应有 3 ~ 4mm 的间隙，以容纳印模材料，其翼缘应距黏膜皱襞约 2mm，不妨碍唇、颊和舌的活动。上颌托盘的远中边缘应盖过上颌结节和颤动线

考点提示：
印模制取时对托盘的选择有何要求

（1）将印模膏放置在 60 ~ 70℃热水中软化，取适量软化的印模膏放置在托盘上，用手指轻压印模膏，使印模膏表面形成牙槽嵴形状的凹形。

（2）右手持盛有印模膏的托盘，左手持口镜拉开患者的左口角，将托盘旋转放入患者口中，托盘柄对准面部中线，拉开上唇，托盘对向无牙颌，向上后方加压，使托盘就位。

（3）在印模材料的可塑期内，以右手中指和示指在口盖处将托盘稳定在一定位置，然后左手的拇指置于颊的外面，示指置于颊的内面，牵拉颊部肌肉向下、前、内方向做数次运动，即可在印模边缘上清晰地印出颊系带及上颌结节颊侧黏膜皱襞功能活动时的外形，从而完成一侧颊侧区肌功能整塑。另一侧颊侧区整塑方法和步骤同上，但手的方向相反。唇侧区肌功能整塑方法是医师用两手中指稳定托盘后，将拇指置于上唇外面，示指置于唇内，牵动上唇向下内方向运动数次，即可清晰地印出上唇系带印迹。

（4）红膏组织面均匀刮除 1 ~ 2mm，调拌藻酸盐印模材料，均匀加于红膏组织面及边缘，利用上述边缘整塑方法制取印模

调整体位

取下颌印模时，医师位于患者右前方，患者的下颌与医师的上臂中份大致相平，张口时下颌牙弓的𬌗平面与地平面平行

制取下颌初印模

（1）下颌托盘的后缘应盖过磨牙后垫区，印模制取方法同上颌，将软化的印模膏放置在托盘上，将两手示指放在托盘两侧相当于前磨牙部位，拇指固定在下颌骨下缘，轻压使印模托盘就位。

（2）在印模材料可塑期内，医师用右手示指稳定托盘，左手示指和拇指放置在患者

注意事项：
嘱患者在完成口底边缘整塑时切勿过分用力抬高舌尖甚至伸出口外

的右颊部的内外牵动颊部向上前内方向，并拉动下唇向上内，另一侧颊侧区整塑方法和步骤同上，但手的方向相反。嘱患者将舌轻微伸出舔上唇并左右活动。红膏组织面均匀刮除 1 ~ 2mm。调拌藻酸盐印模材料，均匀加于红膏组织面及边缘，利用同上边缘整塑方法制取印模

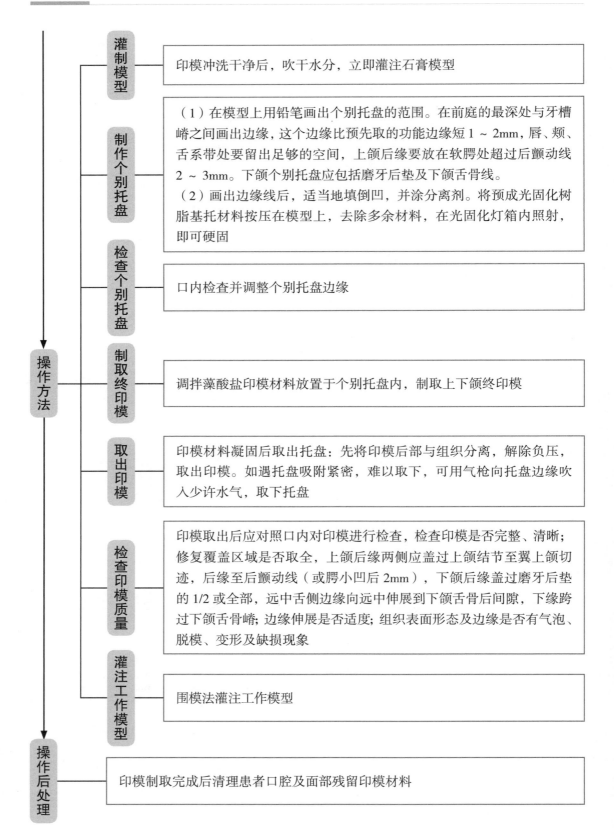

操作方法

灌制模型: 印模冲洗干净后，吹干水分，立即灌注石膏模型

制作个别托盘:
（1）在模型上用铅笔画出个别托盘的范围。在前庭的最深处与牙槽嵴之间画出边缘，这个边缘比预先取的功能边缘短 1～2mm，唇、颊、舌系带处要留出足够的空间，上颌后缘要放在软腭处超过后颤动线 2～3mm。下颌个别托盘应包括磨牙后垫及下颌舌骨线。
（2）画出边缘线后，适当地填倒凹，并涂分离剂。将预成光固化树脂基托材料按压在模型上，去除多余材料，在光固化灯箱内照射，即可硬固

检查个别托盘: 口内检查并调整个别托盘边缘

制取终印模: 调拌藻酸盐印模材料放置于个别托盘内，制取上下颌终印模

取出印模: 印模材料凝固后取出托盘：先将印模后部与组织分离，解除负压，取出印模。如遇托盘吸附紧密，难以取下，可用气枪向托盘边缘吹入少许水气，取下托盘

检查印模质量: 印模取出后应对照口内对印模进行检查，检查印模是否完整、清晰；修复覆盖区域是否取全，上颌后缘两侧应盖过上颌结节至翼上颌切迹，后缘至后颤动线（或腭小凹后 2mm），下颌后缘盖过磨牙后垫的 1/2 或全部，远中舌侧边缘向远中伸展到下颌舌骨后间隙，下缘跨过下颌舌骨嵴；边缘伸展是否适度；组织表面形态及边缘是否有气泡、脱模、变形及缺损现象

灌注工作模型: 围模法灌注工作模型

操作后处理: 印模制取完成后清理患者口腔及面部残留印模材料

三、注意事项

（1）取终印模时个别托盘必须完全就位，但应避免压力过大，控制终印模材料厚度。

（2）某些特殊解剖标志处，如倒凹区、颊间隙处、上颌结节区、高穹隆等处，先放置少量印模材料。

（3）在进行肌功能修整时，应保持托盘稳定不动，加压应适当，使组织受压均匀。

（4）印模制取过程中应充分体现爱伤意识，尽量消除患者紧张情绪，动作轻柔，体位正确，避免过多印模材料刺激患者咽部导致患者恶心，避免托盘压迫、损伤口腔组织，保证患者舒适和印模质量。

（5）制作个别托盘时，边缘比预先取的功能边缘短 1 ~ 2mm，唇、颊、舌系带处要留出足够的空间，以不妨碍边缘整塑的自由活动。

相关拓展

1. **不同方法制取二次印模对全口义齿初戴效果的影响**　主动功能整塑运动下间接法取印制作的全口义齿初期稳定性好于直接法，结合法取印制作的全口义齿优于间接法。间接法和结合法取印制作的全口义齿初期边缘压迫点均少于直接法，间接法与结合法之间无显著差异。患者初戴满意度在稳固方面结合法优于间接法，间接法优于直接法；舒适度方面间接法与结合法无显著差异，但二者均优于直接法。结论：结合法取印制作的全口义齿的初期稳固效果优于间接法，间接法和结合法取印制作的全口义齿初戴效果均优于直接法。

2. **闭口式印模应用于下颌牙槽嵴低平患者的无牙颌义齿修复的对比研究**　闭口式印模组患者对义齿固位、稳定、咀嚼及舒适度方面的满意度均优于开口式印模组，差异均有统计学意义（均 $P < 0.05$）。结论：应用闭口式印模法制作的义齿与传统开口式印模法制作的义齿相比，更适合功能运动状态下的口腔环境，义齿修复后患者满意度明显提高。

测试题

一、名词解释

二次印模法 二次印模法又称为联合印模法，由初印模和终印模组成，是在患者口中制取两次印模后完成工作印模的方法。

二、简答题

全口义齿印模的要求？

答：（1）精确的组织解剖形态。印模应获得精确的义齿承托部位的组织解剖形态，以保证义齿基托与支持组织密合，有良好的固位力。

（2）适度的伸展范围。印模范围的大小，决定全口义齿基托大小。在不妨碍黏膜皱襞、系带以及软腭等功能活动的条件下，应充分伸展印模边缘，以便充分扩大基托的接触面积。

（3）周围组织的功能形态。要采取功能性印模，取印模时，在印模材料可塑期内进行肌肉功能整塑，由患者自行进行或在医师帮助下，唇、颊和舌做各种动作，塑造出印模的唇、颊、舌侧边缘，与功能运动时的黏膜皱襞和系带相吻合。

参考文献

[1] 李乐.不同方法制取二次印模对全口义齿初戴效果的影响.继续医学教育，2016，30（4）：119-121.

[2] 商丽娟，徐永军.闭口式印模应用于下颌牙槽嵴低平患者的无牙颌义齿修复的对比研究.世界最新医学信息文摘（连续型电子期刊），2016，16（64）：69-70.

实训十五

全口义齿的颌位关系确定

扫描二维码，观看操作视频

病例导入

　　患者，女性，70 岁，全口无牙 12 年，原义齿使用 5 年，现因咀嚼效率低，前牙呈反𬌗关系，特要求更换义齿。根据患者主诉、临床检查，诊断为"牙列缺失"。作为经治医师，应如何恢复患者正确的颌位关系？

记忆链接

　　颌位关系记录是指用𬌗托来确定并记录在患者面部下 1/3 的适宜高度和两侧髁突在下颌关节凹生理后位时的上下颌位置关系，以便在此上下颌骨的位置关系上，用全口义齿来重建无牙颌患者的正中𬌗关系。

　　当自然牙列缺失后，正中𬌗位随之丧失，下颌没有牙列的支持和牙尖的锁结，下颌会向各种位置移动，常见为下颌前伸和面部下 1/3 距离变短。对无牙颌患者来说，上下颌关系的唯一稳定参考位是正中关系位。因此，要确定并记录在适宜面下 1/3 高度情况下的关节生理后位，也就是正中关系位。颌位关系记录包括了垂直关系和水平关系记录两部分。

技术操作

一、目的

（1）掌握𬌗堤的制作要求。

（2）掌握颌位关系记录方法。

二、操作规程

准备

器材准备：一次性口腔检查器械、一次性漱口杯、一次性手套、光固化树脂基托材料、光固化灯箱、蜡片、蜡刀、蜡勺、烫蜡板、喷灯、酒精灯、𬌗平面板、垂直距离测量尺、慢速直机、磨头、𬌗架

操作方法		
	制作暂基托	在终模型上用蜡适当填倒凹，模型表面均匀涂一薄层分离剂，将预成的光固化树脂基托材料放在模型上，按压成型，用蜡刀切去多余部分，牙槽嵴顶处剪出固位倒刺，然后用光固化灯箱光照固化，硬固后取下磨光边缘备用
	制作上颌殆堤	将蜡片烤软折叠成8~10mm厚的蜡条，按牙槽嵴形状粘附于基托上，放入患者口中，趁殆堤还软时，以殆平面板按压其表面，形成上颌殆平面。要求殆平面的前部在上唇下缘以下露出约2mm，且与瞳孔连线平行，殆平面的后部，从侧面观要与鼻翼耳屏线平行
	检查丰满度	检查患者在自然、放松状态面部的丰满度，让患者和其家属参与丰满度的确定，检查左右是否对称。调整上颌殆托唇面厚度，确定满意的丰满度
	修整上颌托	（1）修整殆平面宽度，前牙区约为6mm，后牙区8~10mm，殆堤后端修整成斜坡状。在殆平面上相当于后牙处，左右侧分别削出前后两条不平行的沟，沟深约3mm。 （2）在上殆托后缘的中央处粘附一个直径约5mm的蜡球
	确定垂直距离	修整后的上殆托就位于口中，下殆托就位后以手指扶住，嘱轻轻咬合，修去过高处，将烤软的蜡片贴附于下殆托上放入口中就位，嘱咬合达到合适的垂直距离为止（息止颌位时的垂直距离减去2~3mm） ⟶ 考点提示：确定垂直距离的方法
	确定正中关系	将下殆托殆堤殆平面后部，相当于尖牙部位以后2mm厚的部分切除。双层蜡片烤软后放于下颌殆堤表面切除处。上下殆托放入口中，利用卷舌舔蜡球或做吞咽咬合结合轻推下颌至正中关系位 ⟶ 考点提示：确定水平关系的方法
	核对颌位记录	通过发音法进一步验证垂直距离是否合适。检查正中关系是否正确，检查患者在反复咬合时殆托是否有前移或扭动。将两小指插入患者外耳道，感觉并比较咬合时两侧髁突向后撞的力是否等量。将两示指放于颞部，感觉并比较咬合时两侧颞肌是否等量收缩
	画标志线	在殆堤唇面画中线、口角线、唇高线和唇低线

三、注意事项

（1）制作上、下殆托应先放入患者口中检查是否稳定、有无过高干扰处。

（2）确定丰满度时应征求患者意见。

（3）确定垂直距离不可过高或过低，可参照患者旧义齿。

（4）确定水平关系时，应嘱患者放松，引导患者下颌退回水平关系位，避免下颌前伸。

相关拓展

　　1. 应用数字化 X 线头影测量法对无牙颌颌位关系的初步研究　用 SIRONA 数字化 X 线口腔医疗系统进行头影测量，方法便捷，有自身特点。证实吞咽咬合法是确定无牙颌颌位关系的准确可靠的方法之一。

　　2. 无牙颌全口义齿再修复患者的颌位记录方法　因无牙颌全口义齿修复的患者旧义齿使用多年，其殆关系多表现为牙位与肌位的不一致。如果在全口义齿再次修复时不及时调整这种颌位关系的不当，最终会诱导或加重颞下颌关节紊乱综合征的发生。因此，确定无牙颌全口义齿修复患者适宜的颌位关系是预防和治疗颞下颌关节紊乱综合征的重要方法，也是再次修复成败的关键。

测试题

一、名词解释

颌位关系记录 颌位关系记录是指用𬌗托来确定并记录在患者面部下 1/3 的适宜高度和两侧髁突在下颌关节凹生理后位时的上下颌位置关系，以便在这个上下颌骨的位置关系上，用全口义齿来重建无牙颌患者的正中𬌗关系。

二、简答题

确定水平颌位关系的方法有哪些?

答：（1）哥特式弓描记法。

（2）直接咬合法：①卷舌后舔法；②吞咽咬合法；③后牙咬合法。

（3）肌监控仪法。

参考文献

[1] 曾剑玉，袁玉姝，马兰.应用数字化 X 线头影测量法对无牙颌颌位关系的初步研究.中华口腔医学杂志，2003，38（2）：113-115.

[2] 孙学武，柳忠豪.无牙颌全口义齿再修复患者的颌位记录方法.国际口腔医学杂志，2011（5）：614-616.